[超越認知障礙]

曹爸有方【暢銷增訂版】

保有快樂記憶、忘得輕安自在
有尊嚴安老終老

嘉義大林慈濟醫院失智症中心主任
曹文龍（曹爸）◎著

H2O原水文化

CONTENTS

PART 2 如何照顧失智長者，曹爸教您這樣做！

【專文推薦1】賴其萬

和信治癌中心醫院醫學教育講座教授、
前慈濟大學醫學院院長、臺灣癲癇醫學會理事長

照顧失智母親的孝子，轉為關懷失智老人的良醫

汶龍兄打電話邀我為他即將出版的一本新書寫序推薦，因為我在他的 line 群組早就聽到他即將出書，所以不假思索就答應了。掛斷電話不覺自問，我曾幾何時這般阿莎力地，還沒看到文稿、也不知道序的字數以及交稿日期，就一口答應，這也才恍然大悟，汶龍兄就是有這種使我著迷的魅力，不覺回憶起我們如何認識的往事。

我在一九九八年回台參加花蓮慈濟醫學院的教育工作，認識了這位慈濟醫院首任神經內科主任。他慈眉善目、笑容可掬地自我介紹，才發現我們年紀相差不多，且有一些巧合，我們都有九十高齡的父老、彼此夫妻年紀都相差兩歲，更巧的是內人長他兩歲，所以我們兩對夫妻就這麼「等距離」地並列於四十尾到五十頭，而今我們都已年過七十，仍有說不完的話。

最近一次見到汶龍和他的太太佩筠，是二〇一九年應他邀請，到大林慈濟醫院做一場有關醫學人文的演講。在他的安排下，我與內人早一天到，他帶我們夫婦參觀他與建築師

透過深入討論，精心設計的堪稱「老人友善住宅」。這兩樓高的房子沒有樓梯，一樓到二樓，採用Z字形的長廊坡道，母親可以坐在電動輪椅來去自如的樓上樓下走，沒有障礙。他的房間、走道，與母親的房間遙遙相望，隨時可以看到她老人家，又不讓她感到被監測的壓力。透過他鉅細靡遺的導覽，使我們深深體會汶龍兄嫂照顧母親的用心。

這本書的內容非常實用好讀，不僅透過診間、居家醫療，還有社區關懷的臨床案例等，帶出醫學上對老人失智的診斷治療知識外，也分享自己過去如何在父親過世後，逐漸發現母親呈現失智的現象，隨著病情的進展，在生活起居食衣住行方面的調整，以及家人對各種可能發生的問題做出周詳的防範措施。

書中無私的分享令人感佩，而個中細節也使人對他們夫婦的孝心感動不已。他還列舉如何坦然面對老化與之和平共處、營造友善共老圈、善用社會資源相互學習與照顧、紓解壓力及心理負擔、善用政府長照2.0減輕壓力與負擔、了解法律相關知識、保障財物與人身安全、甚至還談到開辦「失智長者人權門診」、「尋求協助法律管道」等等走出醫療象牙塔，深入人間體貼入微的考量。

重讀汶龍二〇二一年七月二十二日「母親走了」的line發文，幾分鐘前還看母親在床邊說笑，而一起身走路，突然腿軟呼吸急促就撒手西歸，這是何等幸福安詳的「在宅善終」。日本學者近年來常倡導的老人在家「自然死」，遠比死前還被送到急診處接受電擊、插管的「醫療死」來得幸福。

曹奶奶這段人生真的不虛此行，成功地點燃了兒子心中對父母的「小愛」，進而轉化為對失智老人的關心、體貼、照顧與醫療的「大愛」。

汶龍、佩筠這幾年辛苦你們了，恭喜你們的新書出版！

【專文推薦2】許志成

國家衛生研究院高齡醫學暨健康福祉研究中心執行長

一本曹爸用生命寫的書，更是失智症優質照護的活寶典

因為國衛院研究腦神經科學的需要，也因為自己面臨照顧失智症長輩的困擾，過去五年，時常跟曹爸請益，並加入他的line群組，每天讀曹爸的生命體驗、生活心得，久而久之，透過line讀曹爸的短文，竟變成生活的一部分。某段時日，因為更換手機，幾天後才又重新設定好連線，在那幾天無法追蹤曹爸的line發文，少了一份陪伴，少了一縷溫馨，頓時有些失落。猛然發現，我好像中了曹爸的毒，而且不輕。

很開心得知曹爸要將他在臉書與line群組發表的短文整理出版成書，這本書早該出版了呢！

過去幾年，最喜歡看曹爸陪曹奶奶的生活日常點滴，從他如何設計安老住宅，讓奶奶可以透過臥室落地窗感受四季變化的脈動，兒子也可以凌空關照母親的起居；到如何扮演現代老萊子逗母親開心，陪母親玩球、看魚、讀報、吃花生；到陪媽媽唱歌、散步、看病、

用打麻將溝通法叫媽媽起床。雖然，我無緣親口叫她一聲曹奶奶，可是，從曹奶奶的身上，我深刻體會一位失智長者，如何圓滿最後尊嚴、安詳、無憾的人生旅途。曹爸的身教言教，讓我受惠無窮。

最近一年來，曹爸的 line 記事本內容更多采多姿，記載著他去社區做失智症調查的悲心關懷；描繪了他舟車勞頓，南北奔波，籌辦記憶保養班的積極衝勁；更建構了與鄰居老友定期聚會，品茗笑談，追逐老老共居的終老桃花源……

從他的雋永小品、溫馨照片，你可以讀到曹爸一生懸壺濟世，關懷社稷的心路歷程；可以體會曹爸對失智症照護的用心，更可以感受曹爸怡然自得，心無罣礙的生命態度。

疫情爆發之前，曹爸團隊每年舉辦全國記憶保養班的音樂會，那是一個綜合了長者、家人、與志工的不老青春活力場景，每次看到編舞老師在舞台前使勁帶動，家人與志工或攙扶或推輪椅協助失能長者在舞台上賣力演出，原本無神的長輩個個精神抖擻，原本遲緩的靈魂散發出笑容、自信、與超越自我的生命力，我都會被感動得熱淚盈眶。

曹爸常說，失智症照顧的問題核心，不在醫院，不在日照中心，不在長照機構，而是在社區、在家庭。於是曹爸帶著團隊走入社區，走入家庭，為失智症長者與其家人診斷問題，解決困難。多年來，曹爸從規劃一條龍的失智症診斷流程，辦理病友會，籌設記憶保養班，到居家訪視、家屬座談、與成立互助家庭，一點一滴逐漸完成他心目中失智症照顧的理想拼圖。而這些宏願、辛酸、感觸與心得，曹爸都用他親身體驗的鮮活實例，紀錄在臉書與 line 的短文中。從這些曹爸與失智症共舞的紀實，隨處都可找到發人深省的字句，隨時都可受到心靈鼓舞的啟發。

曹爸這一生，其實就是一本失智症優質照護的活寶典。很高興曹爸要把這本寶典的每個字句、段落與章節整理成書。

讀這本書，您可以看到曹爸與曹奶奶怡然互動的智慧，您可以學到解決失智症者行為失序的策略，您可以輕鬆了解失智症的醫學常識與照顧要領，您更可以體會如何終老安命的人生態度。

當你嫌老人家老是問你同樣問題很煩時，你要讀這本書，它會讓你寬心；當你生氣長輩老是不聽你的勸告改進生活習慣時，你要讀這本書，它會讓你靜心；當你面對日益退化的親人感到徬徨無助時，你要讀這本書，它會讓你放心。

讀這本書，我們的生命力會受到無窮啟發。

我推薦這本曹爸用生命寫的書給所有熱愛生命的人。

【專文推薦3】姚仁祿

財團法人慈濟傳播人文志業基金會合心精進長

學習愛、學習疼惜、學習真情，因而幸福！

《戈巴契夫先生，請拆掉這一堵牆》

總是面帶微笑的美國總統雷根，多年前，在柏林圍牆之前，對蘇聯領袖呼籲：「戈巴契夫先生，請拆掉這一堵牆」。

世界歷史，因為他的擅於溝通，改變了，柏林圍牆，拆了，東西德合二為一了！

這樣的一位偉大領袖，也跟我們一樣會生病，晚年，他知道自己即將失智，寫了一封信給他所愛的美國同胞。

我分享這封信，希望我們都能學習他面對失智的豁達與對妻子的疼愛。

我的美國同胞們！

最近有人告訴我，我是數百萬將患有阿茲海默病的美國人中的一員。得知這個消息後，南希和我不得不決定，作為普通公民，我們是要保密，還是要以公開的方式公佈這個消息。

過去，南希曾患有乳腺癌，我也接受過癌症手術。我們發現，通過公開披露，我們能夠提高公眾意識。我們很高興，有更多的人，因此接受了檢查，他們也能在早期階段接受治療，並恢復正常、健康的生活。

所以現在，我們覺得與您分享它很重要。在敞開心扉時，我們希望這可能會促進人們對這種情況更多的認識。也許它會鼓勵對受其影響的個人和家庭，對失智有更清晰的了解。

此刻我感覺還好。我打算在這個地球上度過上帝給我的剩餘歲月，做我一直在做的事情。我將繼續與我心愛的南希和我的家人分享人生的旅程。我計畫享受戶外活動，並與我的朋友和支持者保持聯繫。

不幸的是，隨著阿茲海默病的進展，家庭往往背負著沉重的負擔。我只希望有辦法讓南希擺脫這種痛苦的經歷。當時候到了，我相信在大家的幫助下，她會以信心和勇氣面對我的疾病給她帶來的麻煩事。

最後，讓我感謝您，美國人民讓我非常榮幸地擔任大家的總統。當主呼召我回家時，無論何時，我都會帶著對我們這個國家最大的愛和對它的未來永遠的樂觀離開。

我現在開始的一段旅程，將帶領我進入我生命的日落。然而，我知道，對於美國來說，永遠會有一個光明的曙光在前。

謝謝大家，我的朋友們。願上帝永遠保佑您。

此致

朗諾·雷根

曹爸這本書，正是另一封寫給中文讀者的長信，我們應該珍惜、細讀。因為，字裏行間，我們看得到曹爸的直率與豁達，看到他將美好的人生光陰，獻給自己心愛的母親、病人！

我們看見愛，看見疼惜，看見真情。

這本書，除了給失智病人家屬更多的理解，也能給每個人知道，萬一失智到來，家屬所承受的壓力！讓我們在健康的時候，真心的疼惜家人、朋友！

祝福有緣的讀者們，都能從曹爸這本書，學習愛、學習疼惜、學習真情，因而幸福。

【專文推薦4】戴浩一

國立中正大學語言學講座教授、
兼人文與社會研究中心主任暨教育部深耕計畫高齡跨域研究中心副主任

見證雲嘉南鄉間家喻戶曉的仁醫，書寫動容的足跡！

二戰以後，隨著經濟與科技的進步，醫療的發達，人類的生命得以不斷延長，許多經濟富有國家的生育率也跟著下降，高齡化與少子化急速攀升。台灣也不例外，二〇二五年即將進入「超高齡社會」，65歲的人口將占總人口的20％，失智與失能的長者也會不斷增加，造成個人、家庭、社區與整個國家的醫療與照護的負擔。能早期偵測，有效預防、介入與照護，不僅能提升個人與家庭的生活品質，也能大幅減少從個人到國家人力與財力的負擔。

嘉義縣是全國人口老化最嚴重的地區，65歲的人口已經超過20％，有些鄉鎮更超過30％；傳統農村社會的子女更需要至都會求生，致使許多長者變成獨居老人。地處嘉義縣的中正大學有鑑於此，於二〇一〇年責成本校人文與社會科學研究中心成立跨學科、整合理工與人文社會研究能量的「高齡社會研究」，也籌劃與鄰近醫院合作，設計偏鄉長者能「在地、在宅」老化生活的方案。

很幸運的，慈濟醫院神經內科醫生曹汶龍於二〇一二年在大林慈濟醫院設立「失智症中心」，讓我們中正高齡研究團隊能就近向曹醫師請益。我的專業是語言學，對長者語言與溝通能力的退化，以及如何用語言訓練來延緩甚至增進長者的認知能力是我關注與研究的議題，也因此常向曹醫師請益，也得以有時到他的診間臨場觀摩學習。

曹醫師為人隨和親切，大家都稱他「曹爸」，是我見過最獨特的醫生。除了在大林慈濟醫院有固定的門診時間外，更多的時候是走出醫院到社區設立「記憶保養班」，推廣失智預防、失智家庭照護。同時也在社區篩選失智長者，安排他們直接到他的診間做進一步的診斷及治療。這幾年更在鄉間村落成立「失智互助家庭」，每週參與活動。「曹爸」不會說閩南話，但是絲毫無損他的專業與善心的穿透力。他一身白袍，慈眉善目，臉上掛著微笑，已經是雲嘉南鄉間家喻戶曉的仁醫。

過去十年，我總是儘量找機會跟隨他的腳步走遍雲嘉南的鄉村，也見證了許多感人的故事。當我閱讀這本書稿，這些鄉村的地點、長者與故事歷歷在目，感動之餘，更慶幸今生有緣認識「曹爸」。這本書結集曹爸多年來對失智預防、偵測、評量、治療、照護、家人與社區的互助等豐富臨床診治、社區經驗、以及研究成果，同時也不時流露出對他母親「曹奶奶」的摯愛，以及對他的失智病人及其家屬與照顧者的關懷與友誼。這本書提供有關失智豐富的專業知識，也有令人感動的故事，更有深刻的生命體會，理性與感性兼具，令人讀了又讀，愛不釋手。我衷心推薦此書給醫界、學界、以及社會大眾。

【專文推薦5】

不是遺忘，是時時刻刻都在創造記憶

施慧玲
國立中正大學法律學系教授

第一次聽人提及「曹汶龍醫師」，是在大林慈濟醫院與中正大學的跨域合作簽約儀式上；長官們多次提及「曹爸」，引發我的好奇：是什麼樣的「神乎其技」，可以贏得如此尊稱?!

因緣際會，曹醫師領軍的專業服務團隊與我負責的「長者人權門診」展開長期跨域合作。從個案諮詢、社區關懷、互助家庭到記憶保養班，我著實體認了曹醫師的「神乎其技」。以前總以為，不論是慣稱的「失智」，或是專業上的「認知障礙」，就是個不可逆的大腦病變。但跟在曹醫師的身旁，看著他仔細觀察患者走路擺手的狀況、看著他緊握失語長者的雙手唱歌、看著他叮嚀家屬給夜半不眠的長者一杯溫牛奶⋯，才知道曹醫師不僅治病，更在舉手投足間賦予生命正向意義，教人打從心裡感覺溫暖與希望。就我而言，呼喚「曹爸」，就是一種輕安自在的療癒。

來看曹爸的病人，若不是身體不動的⋯腦袋不動的⋯，就是心靈不動的。一個人在需要記憶的時候，莫名停格在想不起來，會是什麼樣的苦痛與無助?!曹爸總是誠懇又堅定地說：「不是遺忘，是時時刻刻都在創造記憶」。曹爸帶領大家推動在地老化，他總是穩健地握著鏡頭，捕捉每一個笑容、每一分感動。不論怎麼忙、如何累，曹爸總會在臉書上分享即時的幸福，散發揮灑自如的生命智慧與力量。面對每一個難題，曹爸都在「哈哈哈⋯」的豁達中找到解答。

常常，我坐在失智16年的父親身旁，一邊把玩他已經不能數數的手指，一邊回想被他遺忘的歲月。父親在司法界工作45年，在擔任最高法院刑一庭庭長數年後，於70歲屆齡「優遇」。他曾在亂世用重典的年代職掌「重大刑案」，每每在返家時一語不發。母親總會在等不到人的餐桌上說：「可能有死刑確定」。「優遇」之後約莫一年，這位人稱施庭長的資深法官，就出現明顯的失智症狀⋯。我想，父親應該極想忘記些什麼。「創造記憶」，是一種不需要痛苦抉擇的幸福！

有一次在曹爸診間，一對夫妻和外勞用輪椅推著長者進來，舉手投足可以看出夫妻挺孝順，外勞也偶會有搓揉長者肩膀的細心動作。我心中默默欣賞著這位享有愛的長者！媳婦憂心忡忡說：「我爸都不說話⋯」他們也許擔心醫生就要診斷：老人家失語了⋯。曹爸卻「哈哈」地趨前握起長者的手：「晚上要吃什麼啊？」然後指著我說：「這位法律系教授很會煮飯耶⋯」。那一瞬間，老人家的雙眼亮閃閃地看著我，嘴角散發著「創造記憶」的愉悅！

年近60的我，深深感恩可以為75歲的曹爸寫書序。在我又找不到眼鏡的時候，再也不會著急、自責⋯。因為遺忘，正是為了創造記憶。

【專文推薦6】陳錦煌

新港開業醫師、新港文教基金會創會董事長、
嘉義縣扶緣服務協會創會理事長

不只在診間，也深入社區視病猶親的好醫師

拜 IPhone 手機強大按序影像紀錄之便，我是在二〇一九年二月二十日12點25分，在柴林腳文教基金會溫馨廚房落成的活動上和曹爸初見面，他帶領大林慈濟醫院社區失智照護團隊，我以信義公益基金會共好計劃評選長受邀；從此，開始了三年多來，我每週三下午到曹爸大林慈院失智特別門診學習的殊緣。

之前，從柴林腳基金會王執行長，也是我姪子的口中，一再聽到曹爸這位慈濟醫療體系神經內科的開創者，不是教學醫院內那種人見人敬，背後跟著一群學生的失智症權威教授；而是走出醫療象牙塔，腳踏實地親力親為，社區內失智長者的守護者、傾聽者、以及陪伴者。

我的本行是小兒科，一九八一年奉父之命返新港開業，小兒科專業之外，面對大人能提供的大都是感冒、小外傷、腸胃炎之類初淺的服務，雖然學生時代，曾對大腦的解剖、功能及疾病等充滿了好奇，但父親認為這連大醫院也解決不了的疾病，不要我心存幻想，

只好走上那年代在鄉下比較需要的小兒科。二〇〇七年，嘉義縣65歲以上老人人口比例躍升全國第一，我門診中的小病人逐年減少，老人病患成為多數，我的專業學習必須重來。

老人疾病與孩童生病最大不同在於，老人同一症候可以有多種原因造成，同一原因也可造成許多不同症狀，而且老人的「共病」特別多，也有許多疾病即使是先進醫療也治不好，所以老人科處理的邏輯和小兒科完全不同。三年來跟隨曹爸的門診，學習如何看失智病患，從起身迎接病人坐定位，親切傾聽問答，如沐春風，像是病患的家人或多年不見的好友！曹爸看病中不時發出爽朗笑聲，甚至唱歌一句一句誘導已經重度失智，且面無表情的病人啟口，重拾記憶，終於，讓病患能臉露笑容！

診療時當場會幫病人google適當的復健影片，握起病人的手一起示範做運動；除了關心眼前的病患，也重視陪病前來的照護者的身心。更令人敬佩曹爸還定期帶著照護團隊到社區去了解被照護者及生活環境間的關係，親切、面帶微笑的接納態度，跨越醫療專業，常讓人以為是照顧失智症病患的家人呢！偶爾也會帶著失智的母親，跟大家「玩」在一起。

近幾年來，曹爸下班後，竭盡心思照護失智的母親，是老萊子二十四孝戲彩娛親的現代版，而且每天更換不同內容，直到最後一天。這本書可說是曹爸一生照護失智病患臨床經驗的結晶，他用淺顯易懂的語言，生動活潑的案例，幫讀者輕易解開何謂「失智症」的迷惑，及什麼是正確的照護方式。

【專文推薦7】宋思權

以人為本的體現，是我從醫30年來的動力與榜樣

嘉義市宋思權診所院長&神經科醫師

師承曹主任，就要話說三十八年前，當時青澀實習醫師的我，初次親澤剛自英倫學成歸國三軍總醫院神經科的主任，風度翩翩、溫文儒雅、如沐春風般的教學與帶領，不論是艱澀的神經科問診，還是神經學檢查、疾病的鑒別與診斷，透過曹主任的親身教學，讓我們茅塞頓開、收穫滿滿！

因為仰慕，所以選擇醫學院畢業後，自然就以神經科當成我終身的志業！在三總四年的住院醫師訓練過程當中，耳濡目染學習到的，不只是神經科的專業，更是那份以人為本、視病猶親、人文的體現！

這是我作為學生，從老師那兒所學習到最大的資產；也成為我在嘉義市行醫三十餘年的動力！

曹老師推廣**AD-8**失智篩檢一條龍的周到、細膩與同理心，讓我充分學習，且藉著身為國川美妙教育事務基金會董事長的機會，早在民國一〇三年就將全嘉義市社區的老人家

都篩檢了一遍，嘉義市衛生局也都造冊列管追蹤與後續關懷。

「老萊七十，戲彩娛親。作嬰兒狀，爛漫天真」這是曹主任侍母至孝的見證，也是人世間至性至情的表率，這本書是曹老師集數十年的臨床心得與陪伴失智母親的照護心法，一定可以幫助許多正在經歷過程中的讀者。

【來自各界感動推薦語】

張聖原

慈濟慈善事業基金會醫療策略長
曾任三總醫院院長、國防醫學院院長、台北市立聯合醫院總院長

汶龍和我是國防醫學院的同班同學，他從學生時代就是不多言，不出風頭，但是學問和技術都扎扎實實的典型。他專攻神經內科，近年來更致力於失智症的照護，除了親自照顧曹伯伯和伯母之外，也直接面對這個台灣社會的重要醫療課題。

汶龍將這些年推動失智症照護的實戰經驗，以深入淺出的筆法完成這本書，個人有幸先睹為快，深深覺得這是一本值得大家仔細閱讀體會而且實用的好書，是以內舉不避親，鄭重推薦給所有的人。

白明奇

成大失智症中心主任、
神經學教授暨老年學研究所所長、熱蘭遮失智症協會理事長

曹汶龍醫師勤走社區，長期與在地民眾近距離交流，告訴民眾如何與失智者相處，這是台灣很難得的失智照護經驗。這本書記錄這些年來發生在曹醫師與民眾互動以及失智母親的真實故事與心路歷程，很值得我們好好閱讀、了解與學習。

王培寧

國立陽明交通大學醫學院神經學科教授
臺北榮總失智症治療及研究中心主任

這本書是最真實失智照護的實現。曹老師與曹奶奶的真情互動，讓失智照護的各種原則不再是紙上談兵，而是一幕幕實際可行、可親的場景。

徐文俊

台灣失智症協會理事長
林口長庚醫院失智症中心主任

失智症的問題，不是單純醫療，甚至可以說是一種社會性疾病，因為此疾病帶來了不少的人與人關係上的問題，絕對不是做檢查，開藥就可以解決的問題。

因此，失智症醫師要不安於「室」走出診療室，不僅是四處遊走講述失智症的重要，並且還要深入社區中的失智症家庭，關照他們。曹醫師就是這樣的典範。因此，在書中曹醫師說，「如今我走進的災區是每一個有失智患者的家庭。」照顧失智患者的家屬更是身心俱疲，需要被撫慰協助。因為他知道，從失智者，家人到社區關心的人都需要他。

曹醫師說：「我就把我這個人貢獻出來，哪裡需要我的地方，我就去哪裡。」這種胸懷，不是每一個人都做得到。曹醫師白髮蒼蒼，面容慈善，心中卻充滿了年輕人的熱情與幹勁，足為所有醫者之楷模。

趙紋華

嘉義縣衛生局局長

具專業、關懷、溫馨、親情的經典著作！曹醫師傾其畢生之力，將創新失智症一條龍照顧模式及照顧失智母親的經驗撰寫於書中，此書將開啟你對「友善失智、尊嚴終老」生命的新認識，對於失智者照顧有極大的助益，感謝曹醫師對於失智照顧的奉獻。

盧鴻毅

國立中正大學傳播學系教授

社區，是個修行好道場。曹爸行走社區，陪伴失智家庭，走過春夏秋冬，這對失智者及家屬是最珍貴的療癒。曹爸透過文字，展演他對失智照顧的接地氣作為，值得大家學習參考。「做中學，學中覺」，曹爸的故事書寫，一定可以溫暖讀者的心，並且帶來勇氣及希望！

鄭清霞

國立中正大學社會福利學系系主任

失智的診斷與共處解方除了現代醫學之外，「踏查」更是關鍵因素。曹爸是實踐「踏查」的醫師。曹爸走出診間到社區及病患家中踏查，曹爸穿越時空在病患及家屬的生命經驗中踏查，因為踏查，曹爸讓照顧者能接招有方，也讓大家看到與失智共舞的實踐力。

總之，相信我！這本書會是失智症病患及照顧者最大的福報與福音！

鄧安寧

大愛劇場《你好，我是誰》導演

有幸在前陣子拍了曹主任的故事。

在幾乎半年的前後過程中，親聞、親見，與深深的感受到：一位腳踏實地為偏鄉失智付出一切的仁者。

無比尊敬！無比祝福！希望這本書能幫助更多的需要的患者與家屬。

寇世勳

大愛劇場《你好，我是誰》男主角、演員

曹爸出書了！何其有幸，因為接演了大愛電視台製作的連續劇《你好，我是誰》，而與曹爸結緣。這是一部以了解「失智」為主題的電視劇，劇中的主人翁，就是人稱「曹爸」的曹汶龍醫師，也讓我更加了解「失智」這個病症。

據官方統計，日前台灣的失智人口大約30萬人左右。曹爸常說，照顧失智症病患，不能只靠醫生或是醫療機構，最重要的還是在病患身邊照顧的人。在拍戲期間，除了親身體驗曹爸平日如何整合各方資源，成立各種照顧失智者的民間組織；更見證了曹爸事親至孝，以無比的孝心、愛心、耐心照顧失智的曹奶奶，令人感動萬分！

【作者序】曹汶龍

嘉義大林慈濟醫院失智症中心主任

希望有助大家能正向且坦然看待這個疾病

一位83歲輕度失智的長者坐著輪椅進來診間，她緊張的說：「醫師，你要活過一百歲。」我問她為什麼？她說：「好繼續幫我看病。」

輕度的失智症，這種利害判斷還是有的。我告訴她要多喝水，小便才不會發炎。她聽了點點頭。家屬說的，她都不聽。她只聽醫師說的。

日子愈過愈老，病人的年齡好像變年輕了。一位七十歲的老人，說她老了，記憶中的東西就該忘了。我這個老醫師多看她幾眼，她笑了，說：「醫生，你不會老。」

二〇一一年，因緣際會我從花蓮慈濟醫院轉調來到嘉義大林慈濟醫院，我是神經科專科醫師，接觸到的病人多數是老人，不外乎有中風、失智症或巴金森氏病症。失智症在醫學上的治療效果其實有限，但家屬若能及早警覺帶來就醫，不僅有助改善生活品質，也能對失智症有正確認知，進而能有同理心去照顧病人。然而醫師不僅要醫治病人，也要體會病人家屬的照顧難處，取得家屬的信賴，讓他們能打開心扉，以期幫助學習照顧的方法。

二〇一三年，我的父親一百歲辭世，外籍看護照顧了兩年。這期間發現母親的日常生活也出現了異常行為，母親開始會藏東西，對金錢的使用也遲鈍了。當時我正極力推動社區失智關懷，成立多處據點，而且就取用正向的名稱「記憶保養班」。這些據點遍及南台灣的台南安平、佳里、漳洲；嘉義大崎、溪口、梅山；雲林北港、彰化和美，還有嘉義市等。每星期我都會輪流去這些記憶保養班與老人家互動，也與家屬座談，藉此聽取不同家庭的照顧模式以及家屬的心情感受。

因此這些年我不是在診間看病，就是去社區關懷失智長者，或是到偏鄉居家醫療，加上我的母親晚年也罹患失智，我多了病人家屬身分，自然更能體會照顧者的心情，尤其母親的失智現象一年比一年退化，於是我動心起念把臉書Facebook當作是抒發管道也是衛教傳播平臺，成立「曹爸與失智共舞」粉絲頁，除了圖文記錄日常生活，也把與失智母親的生活對話用影音記錄分享，這也算是一種最真實的教材，再者分享我數十年行醫有感或是醫病之間如何良性溝通等，寫臉書甚至也是幫助我自己預防失智的方法之一。如今失智的母親也於92歲時走得輕安，藉由這些分享的圖文與影片紀念母親，也能回顧看見母親的變化，彌足珍貴。

沒想到許多人看到我與母親的互動影片之後，被曹奶奶純真的笑容和「童言童語」給圈粉了，諸多正向回饋與留言感謝，甚至引發一些媒體關注報導，進而也感動出版人想積極催生我出版這本書，希望能讓更多有需求的讀者受惠！

- 曹醫生一家人，讓我們看到了現代人少有的溫馨緊密幸福和樂：
- 無意間看到曹爸和曹奶奶的互動影片，感到無限溫馨，邊看邊笑也邊哭，奶奶的對話好有智慧：很感動曹爸對奶奶的互動孝心……
- 曹爸教我們坦然面對、付出無求、眼睛看一半、耳朵聽一半、還有用心陪伴，這些都是支持與撫慰失智家屬安心、有效、無副作用的良藥！

這一切都要感謝慈濟的大愛。一九九六年我從台北三軍總醫院退役來到花蓮慈濟醫院，也是受到證嚴上人的精神感召。進入慈濟，學會了放下自己。跟著慈濟的隊伍到過世界上的災區，撫慰著受傷的心靈，其實也在孵化著自己內在的慈悲心。正因為深刻感受這份人飢己飢、人溺己溺的悲心，讓我甘心樂意把自己和母親捐出來，用我的醫學專業與失智母親的互動，透過臉書親身衛教。

母親在世時，我花了大把時間陪伴她說笑、唱歌、嬉戲。她像兩歲孩子似的，無憂無慮的過生活。母親走後，空出一大堆的時間，面對著自己也開始退化的身體（坐骨神經痛），行走坐臥都得關注身體的姿勢。如今我已從關懷母親的「心」，轉換成關注自己的「身」了。

一個家庭又剩下我跟老伴相互扶持，孩子已經長大獨立，不須我們操心。把自己照顧好、不給別人添麻煩，讓生活簡單規律，當個輕安又自在的老人；退休不是只有遊山玩水，也不是只能到養老院養老，而是走進社區做一點利他的事，這些都是我目前努力實踐的事。我是一個不汲汲名利的人，時時告誡自己，不寫論文不求名，沒想到75歲的當下，誠意十足的出版社鼓勵我出版這本書。

這本書談「失智」，我想先跟大家灌輸「認知」。「認知」是大腦皮質很重要的功能，有的皮質區塊管記憶，有的區域管語言、計算、空間感等等。大腦細胞退化到不同區域，就會產生各種認知障礙（cognitive Impairment）。阿

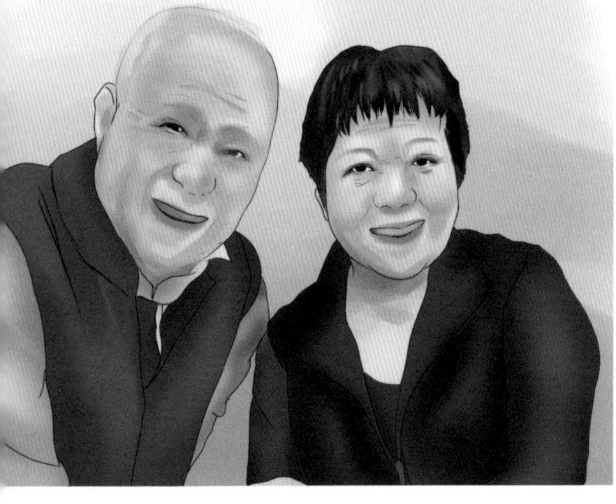
▼坦然面對老化，和老伴攜手共老。

茲海默症最早期是在記憶區退化，所以是近期的記憶記不住，但是早期的記憶區還正常。但是隨著時間繼續退化，侵犯到語言區，就會講話詞不達意；侵犯到空間感區，就容易走失；最後侵犯到視覺區，親人的面孔就無法辨識；侵犯到小便控制區，就造成大小便失禁。

原本思考這本書的書名是否就參考我在臉書粉絲頁的「曹爸與失智共舞」，然而多年來積極奔走社區失智關懷，有感「失智」兩個字的確讓人感覺是「失去智慧」，有污名化之嫌，尤其我是專科醫師又身兼失智家屬身份，我的母親是認知功能退化，基本的智慧都還在，臺灣雖然在二十多年前就把「癡呆症」更名為「失智症」，但仍沿用至今；反觀日本早在二〇〇四年十二月底就將「癡呆症」改名為「認知症」，香港也在二〇一二年改名為「認知障礙症」；美國則在二〇一三年也同樣將失智症更名為「認知障礙症」（major neurocognitive disorder）；這些年來在臺灣也有學者疾呼能正名為「認知症」，這的確是一個比較客觀的名稱，也是我們許多專家學者認同，希望可以重視改正的名稱。

出版前夕，幾經思索，決定書名為《超越認知障礙　曹爸有方》，「超越」意義非凡，可以是勝過以往、輕安自在面對「認知障礙」這個疾病所帶來的重重阻礙，而不是面對「失智」來臨的恐懼與負面包袱。我更希望有助大家能正向且坦然看待這個疾病，也就不枉我的出版用意了！

PART 1

嗨，失智您好！

～如何早期發現長輩可能罹患失智？正確認識失智症

某個週六到雲林小太陽（社團法人雲林縣老人長期照護協會）幫長照居服員上課，最後保留 20 分鐘與學員共同分享照顧經驗。

一位大約五十歲左右的女士（戴著口罩）說，她的母親給我看病，病情有好轉，希望我能活到一百歲。

我說，為什麼要我活到一百歲？她說，她失智時也要給我看。整個會場，大家都笑了……。

可愛的鄉下人，就是這麼「真」，這麼「實」。從繁華的台北，落籍到「最老」的雲嘉。老配老，正是好！

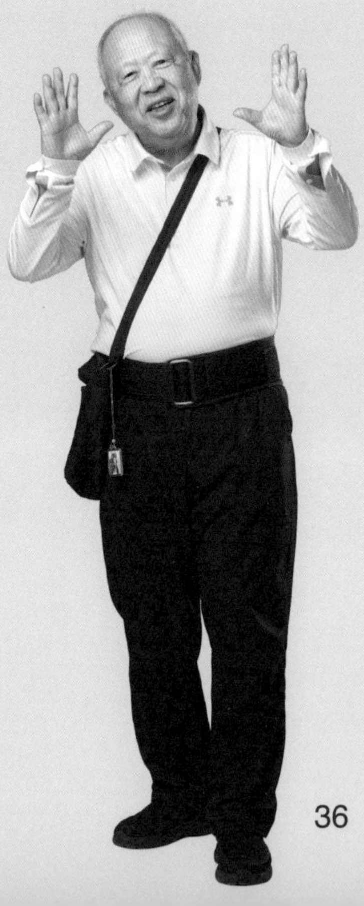

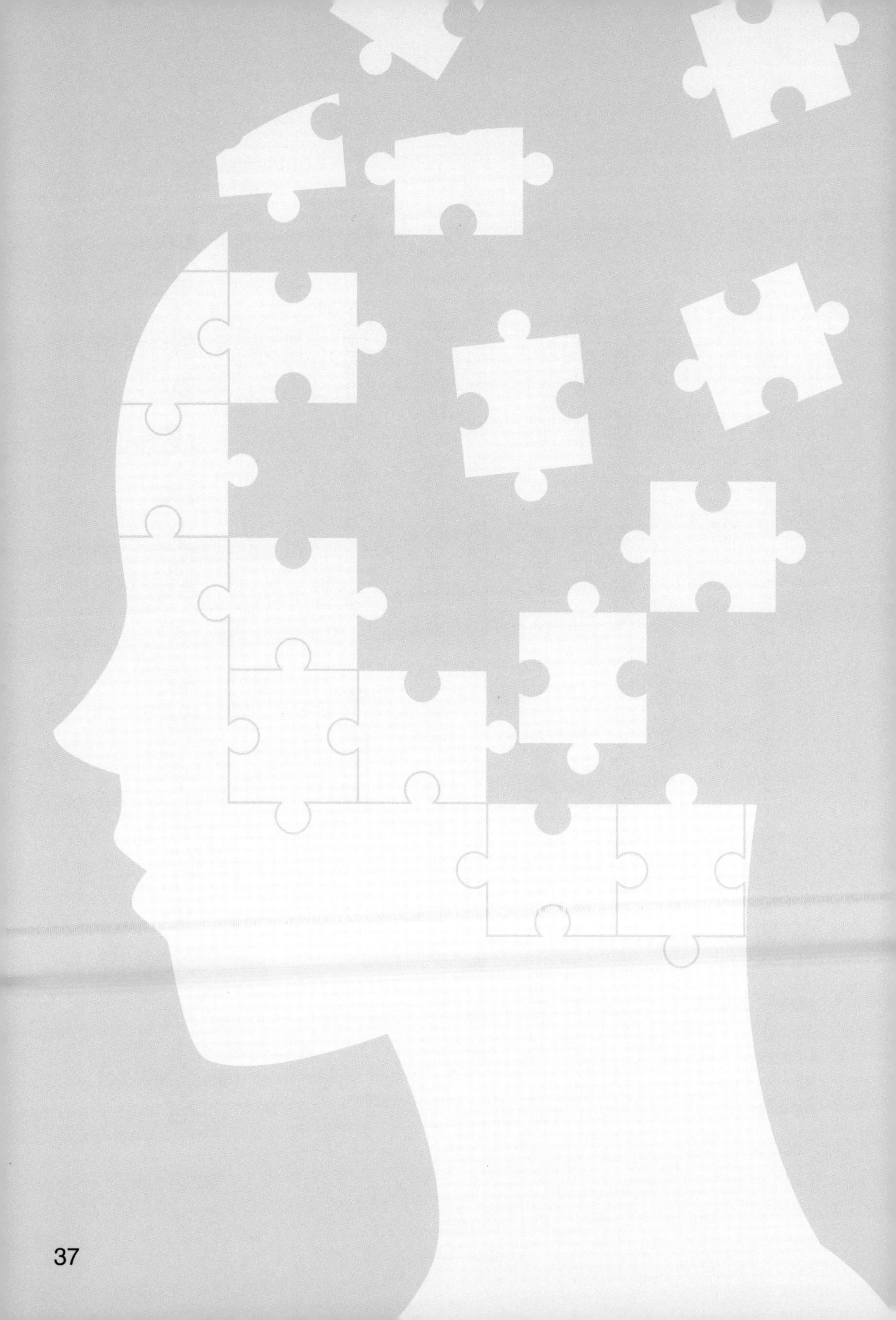

第一章——

只要失智沒找上我，我就不會停止診治失智

人生這盤棋，處處有生機，處處留活路

人生如棋子，早期是被人下棋。31歲我在倫敦進修時，找到了自己的人生定位。往後，就像一張棋盤，自己下棋，每一局棋都不一樣，但都很精彩。

下完了台北「三軍總醫院」的棋之後，我繼續前進東部「花蓮慈院」下了一盤不一樣的棋——不僅在醫院看診，也遍及玉里、關山偏鄉居家醫療，也到南部嘉義大林慈院支援，甚至還與慈濟國際醫療志工團隊遠赴中國大陸的內蒙、河北到行、安徽、四川汶川、福建福鼎等地援助。

原本來到「花蓮慈院」後，隨著年事漸高，有了交棒傳承的想法，於是把重心逐漸轉為教導學生與下鄉服務，還移居花東，在海岸旁購屋，計畫退休後與大自然朝夕相處。但許多計畫趕不上變化，二〇一一年，嘉義大林慈院神經

內科再度人手不足，毫不遲疑就前往協助，也因而開啟了我的失智症研究與陪伴照顧之路。於是我人生這盤棋下到了全台人口老化最嚴重的嘉義。

在大林慈院服務期間，我發現失智症的醫療照護資源，在偏鄉地區更顯不足與辛苦，期待自己能用醫療的專業，為失智者及照顧者多做一些事。二〇一三年，當我親愛的母親確認罹患失智症時，更像是敦促我加速失智症研究與改善照護環境的推手，於是以「大林慈院」為根基的失智症患者與家庭照護網，我開始積極在嘉義的各個角落布下。

許多人關心我，「曹醫師您什麼時候退休？」我這盤棋還有得下……只要還能舉得起「棋子」，我就能繼續下出精彩無比的棋局。

如今這盤棋，在平穩而靜的旋律、堅定而安的節奏中，在一群醫護及志工的支持下，與失智的時空旅人們，一起開心的繼續下著。

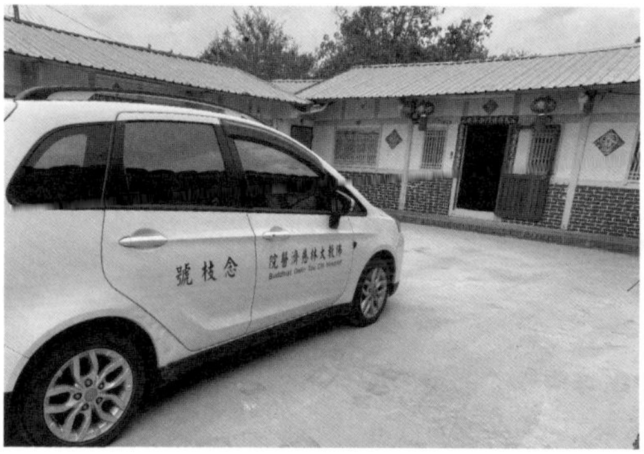

▲ 開醫療車居家訪視。

一路有貴人相助，不為良相為良醫

一九八六年，時年38歲，我在台北三軍總醫院服務，曾到鶯歌拜訪製壺大師曾財萬老師，請他為我做一把壺。他那時問我要刻什麼銘，我寫到：「不為良相為良醫」。曾老師親手刻了銘。這把壺隨我至今，時時伴我喝著茶。做官為相可以管人，也要被人管；做醫師只要用良心做事，用愛心待人，不必看別人的臉色。就這樣，秉持這種態度行醫，從台北，走過花蓮，再走到嘉義；走出醫院，走入社區、深入偏鄉地區。

我的祖籍在大陸江蘇省徐州市，一歲時就在爸媽的懷裡，顛沛流離地跟著中央政府的軍隊來到台灣。小時候家境並不富裕。父親是軍人，後來中年時腰椎受傷，養病在家。我母親則到台北幫傭，養活我們五個子女。我是老大，原本初中畢業時想考師範學校，因為這樣三年畢業後就可以教書當老師，有工作就可以減輕家裡負擔。當年因為成績好，

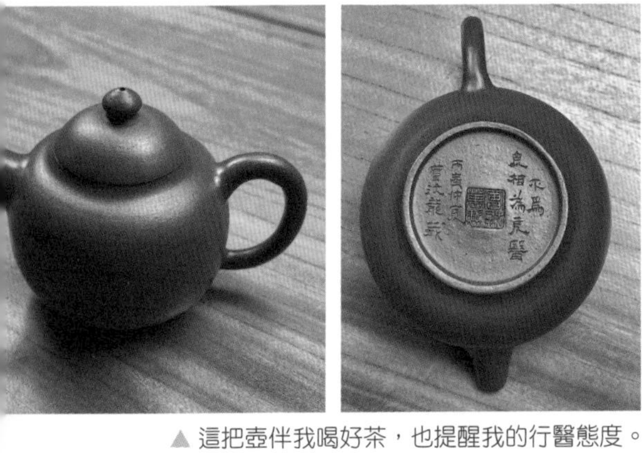

▲ 這把壺伴我喝好茶，也提醒我的行醫態度。

校長把我的畢業證書扣住，告訴父親，他會好好帶我讀的這個班級，讓同學們都能上大學，為國家所用，所以我沒有考聯考，直接升高中，朝考大學的目標邁進。

因高中就讀甲組，醫學院大多是丙組，因此原本也沒想到要選醫學院，但軍校的醫科考試歸在甲組，所以就讀甲組的我就比較占優勢，而讓我順利考上國防醫學院公費生，念書完全不需花家裡的錢。因為念軍校，吃住也都不用花錢，還會提供生活費，省著用甚至能寄一點錢回家，減輕家中的經濟負擔。

從國防醫學院畢業之後，我到部隊野戰醫院（**軍隊的地區醫院，位於宜蘭金六結，現為新兵訓練中心**）服完三年的兵役，再回到台北一軍總醫院服務。

為了能爭取學習最新醫療技術，也認定醫師是個終身行業，於是與院方簽訂了22年的契約，順利擠進只招收一名住院醫師的內科。

在擔任住院醫師第四年、選擇次專科時，被時任內科部主任李有炳委以重任，指定投入神經科方向發展。當時神經科沒有正式訓練過的師資，國防醫學院免疫學教授韓韶華，希望培育我成為臨床免疫醫師，但內科部李主任卻勉勵我說，「神經科是內科學很重要的一環，必須先發展起來。」於是我選擇了一條最冷門沒人想走的路，因而有機會擔任總醫師。

當年台灣神經內科的發展主要有兩大體系，一個是台大醫院系統，是從精神科發展出神經內科；另一個就是三軍總醫院。當時承接重責大任，要開創這個全新領域，卻沒有前輩可請益，於是三軍總醫院讓我到英國倫敦大學神經研究所進修學習，成為少數在總醫師階段就出國留學的人。到英國求學一年後回到台灣，隔年我就接下三軍總醫院神經科主任一職，那年我33歲。

雖然走上學醫之路是環境使然，但真正學醫之後，看到許多學長或老師輩們，除了行醫之外，也到處兼職。當時就下了一個決定，要做一位好醫師，最基本的就是「不要兼差」，所以返臺後第二年，接下三總神經科職務後，我就全職專心教學與行醫。

一九九六年，政府修法，檢討公費生的不合理制度，過往簽下長年契約的醫師，突然間獲得「解禁」，在三總服務屆滿十七年的我心想，雖然法令鬆綁讓我可以榮退，但我的人生規畫根本還沒到退休階段。正好在花蓮慈院擔任神經內科主任的學生林堅熙，邀約我是否願意到花蓮接任他的職務，感佩證嚴法師在長期醫療資源匱乏的花東地區創建醫院志業的宏願，體會東部民眾健保繳的費用都一樣，能享用的醫療資源卻不對等，讓我決定接下這個任務，希望可以幫忙建立一個神經醫療團隊，同時持續教學，把自己精彩的個案與學生分享，教學生如何看病、如何促進良好的醫病關係。

當年同行的醫師還包括林聖皇醫師及傅進華醫師，我們就這樣一起在東台灣的花蓮慈濟醫院打拚穩固科內的醫療陣容。

樂此不疲，為推動社區失智照護竭盡心力

「哪裡有需要就往哪裡去，哪裡在爭奪就讓開離去！」這是我的人生態度。只要有心，就可以看得到需要，接下任務，做我該做的事。二〇〇二年因大林慈院神經科團隊需要協助扶持，我就帶著當時花蓮最資淺的

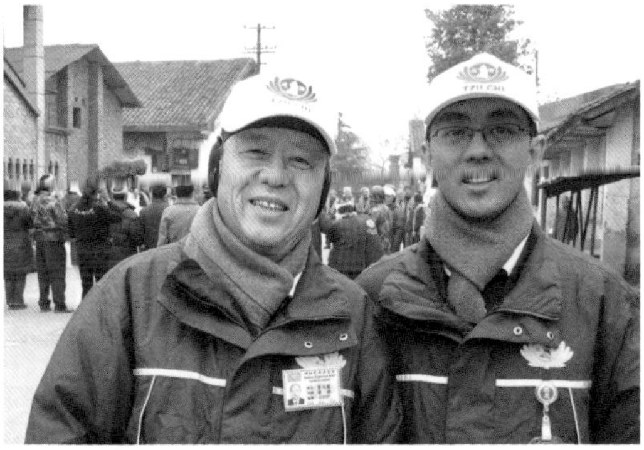

▲ 我與傅進華醫師（右）前進大陸四川震災，一路走來有著師生情，亦如父子情。

主治醫師傅進華一起來到大林院區支援，慢慢將大林慈院神經科團隊穩固，一年後又回到花蓮。

當時心中盤算，花蓮可以看山看水，有年長父母要照顧，有學生可以教導，可就近去關山、玉里慈院幫忙看診與下鄉服務，屆齡可以規畫終老退休生活，孰料大林慈院神經內科再度人手不足需要協助，義不容辭，我又找了當時已轉調臺中慈院的傅進華醫師前往支援，而且考量花蓮慈院業務已經十分穩定，於是二〇一一年又再一次接下大林慈院神經內科主任一職。

第二次回到大林慈院，除了將科內狀況穩定下來外，也看到了全臺縣市老化指數最高的嘉義地區老人失智的問題，相較臺北與花蓮門診，這裡的病患幾乎都是老人，其中潛藏大量失智問題，而且失智不只影響個人，還會影響整個家庭，只是被動的在診間等待病人上門、幫他做個檢查、給他藥吃，這是無法解決問題的，而是必須走出診間、深入社區去關懷了解失智病人與家屬的真正難處：

如何知道家人是否有失智徵兆？你會怎麼判斷？

如果家人被診斷患有失智症，你會怎麼照顧他？

我很感激在大林慈濟醫院簡守信前院長及現任賴寧生院長的支持之下，二〇一二年九月，大林慈濟醫院成立失智症中心，而我也得以向院方爭取由個管暨護理師協助管理失智病人的資料，以及邀請臨床心理師一起加入團隊，協助我做失智鑑定。有了空間也補足人力，讓我們有資源積極推展鄉鎮社區的失智關懷據點，同時以自身醫療團隊作為社區的強大後援，串起雲林嘉義地區「一條龍式」的失智照護網。

以往進入社區居家醫療多半以家醫科醫師為主，所以初期的做法是在院內舉辦每月一次的病友會，讓失智病人做團體活動，而家屬們可以在另一個房間有喘息機會。這樣的模式持續了一年。直到二〇一四年，大林慈濟醫院承接嘉義縣的「長照樂智社區服務據點」，運轉一年的失智病友會後，我這個神經內科醫師終於有機會開始進入社區，我們在嘉義溪口鄉游東村社區活動中心開放約15個家庭參與，每週兩個上午時段，中午大家一起共餐。

推動一年後的樂智據點拿到評鑑特優，然而評鑑委員卻說三年後經費恐怕無以為繼。這一年失智長輩們都有很大的進步，家屬也得到支持，若因此結束據點實在可惜，因此我希望能將這成功模式複製到其他區域，並且朝永續發展。

於是團隊開始和社區發展協會、慈濟志業組織等單位主動合作，逐步打造出自給自足的記憶保養班。這些據點促進推動失智友善社交的推展，對失智症家庭而言是很重要的社會支持管道。

這些年來持續深入社區推展，看到失智老人的臉上出現笑容，照護家屬的壓力獲得紓解與撫慰，縱使我這一把年紀的老醫師，仍甘心樂意帶著一群年輕團隊努力在社區奔走，有時任務一結束回到家倒頭就睡，身體的疲乏是必然的，但到了第二天，又是生龍活虎，開心去做美善的事。曾有村長告訴我：「很多人來我們這裡做失智相關的研究，我們願意配合，但其實也知道他們做完研究就會離開，但你不一樣，每次都一直來，所以我們會把你當朋友、當鄉親。」

回憶年輕時在英國進修學習時期，曾觀察一位英國醫生在幫老太太看病，很自然幫忙脫襪子，醫病關係互動良好，這一幕讓我

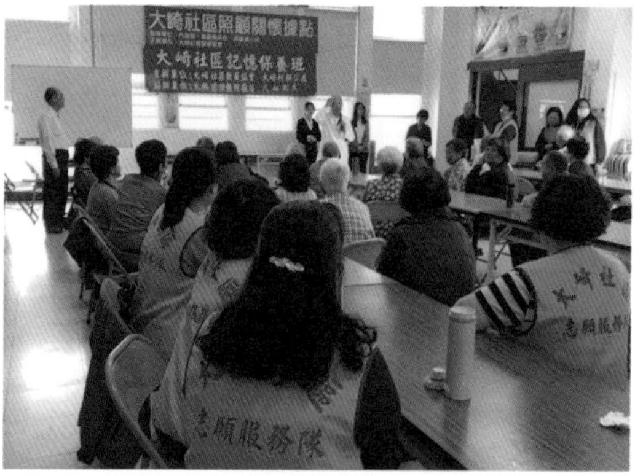

▲ 民雄大崎社區記憶保養班。

印象深刻，也自許要成為一位「有溫度」的醫生。我不會講台語，但社區的老人家卻多是以台語溝通為主，他們來找我看病，並不強求我跟他們一定講台語，而是喜歡我和他們握手、拍他們肩膀、用行動關心他們的身心健康，這就是讓我樂此不疲、持續推動社區高齡照顧、關懷失智老人很大的動力來源啊！

跳出框架，找到自己的定位

我很感謝自己的職業是醫師，這個職業不會因為年齡而停止，如果是醫師以外的職業，無論是教授還是法官，通常到了65歲都要退休，無法在熟悉的場域上工作，被迫換到一個新環境，所以許多人在這個階段適應不良，甚至把自己封閉起來。

「一個高齡75歲的醫師，會有人來找你看病嗎？如何去找到一條可以繼續走下去的行醫之路？」

即便我是醫師，年紀到了，心境也還是要改變，因為自己不再年輕，不能長時間值班、看診，如果持續守在這個框架，那個就像在動物園內被觀賞的動物一樣，很難找到支持自己的活力。因此我走上失智症關懷的這條路，一路上雖然有很多因緣際會，但也是在自己的想法下逐步達成。雖然門診量減少，收入也減少許多，但是當你跳出框架不計較收入時，你就是一條活龍，因為社區的人都很需要你，他們會把你當自己人，這樣你就會有動力繼續下去。

二〇〇二年我第一次從花蓮來到嘉義大林慈濟醫院支援時，我就問我自己：「當醫生我會做，但菩薩又會怎麼做呢？」於是我開始跟隨慈濟志工們的腳步，走到世界各地的災區，撫慰著當地受災受傷的心靈。如今我走進的災區是每一個有失智患者的家庭，照顧失智患者的家屬更是身心俱疲，需要被撫慰協助。

▼ 我樂於把自己「外送」深入社區，用行動關懷有認知障礙的家庭。

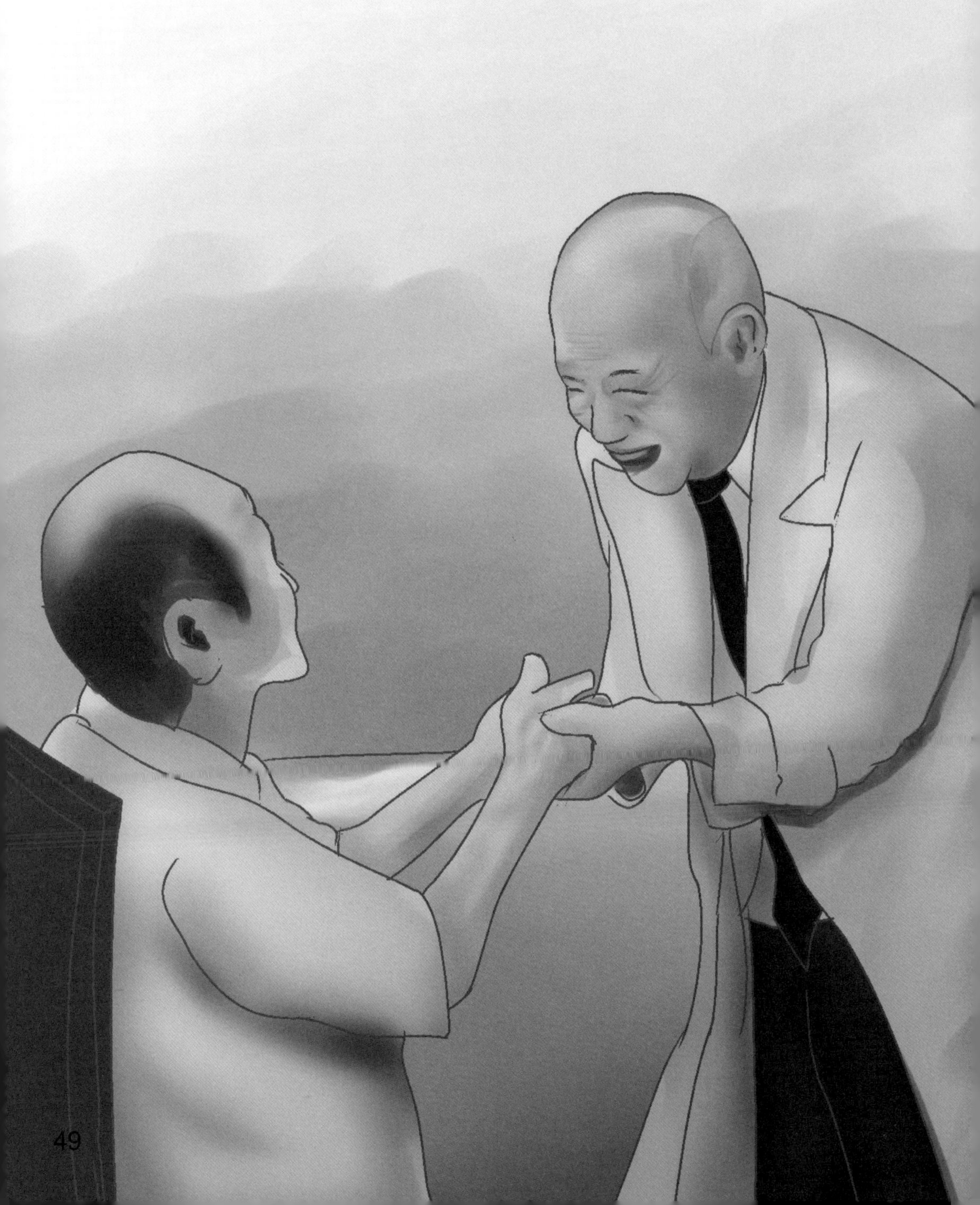

68歲長者，記憶力變差，兒子是教北管的老師。長者因為記不清，不敢再和兒子一起上台演唱。在診間鼓勵她唱，我打著拍子，長者輕鬆的清唱完一段，家人很感動。不需要語言，我們就能心意相通，三個月見一次面，我們相約下一次唱一首新曲，診間也可以成為戲台。

三個月後，兒子再陪長者來到我的診間，這次帶了樂器來，當場就伴奏起來，我們一起唱北管——三仙會。母親跟不上節奏，看著譜子，手指著樂譜清唱完一段。我在旁拍手打著拍子，一起應合。兒子說，「上次來診間就唱了一首，回家努力練了這首，母親又恢復信心，敢再站出來唱。」我說，「三個月後還要聽一首新曲子。」當場敲定〈張仙送子〉。

一家人歡歡喜喜的進來，又歡歡喜喜的離開，我只是應合著拍拍手，喜樂充滿診間。兒子興奮的說：「謝謝醫生，母親又可以跟我上台表演北管音樂了。」

*

一位80多歲的老先生，來看我的門診。因為他常常剛講的話立刻忘了，又重覆講，而跟鄰居的互動就慢慢疏遠，成天待在家中，漸漸變得呆滯。我帶引他唱〈望春風〉，一面拍手一面唱，整個診間充滿快樂的氣氛。臨走時，我說：「再見。」他想了三秒，說：「莎喲娜啦！」

醫生在醫院裡面工作，如同在演一齣戲，每天醫院裡上演著很多不同的劇本，有剛出生嬰兒的哇哇聲；有產房裡母親喜悅的尖叫聲；有開刀房裡血肉模糊的畫面；有在開刀房外等候家屬的焦慮面孔；有

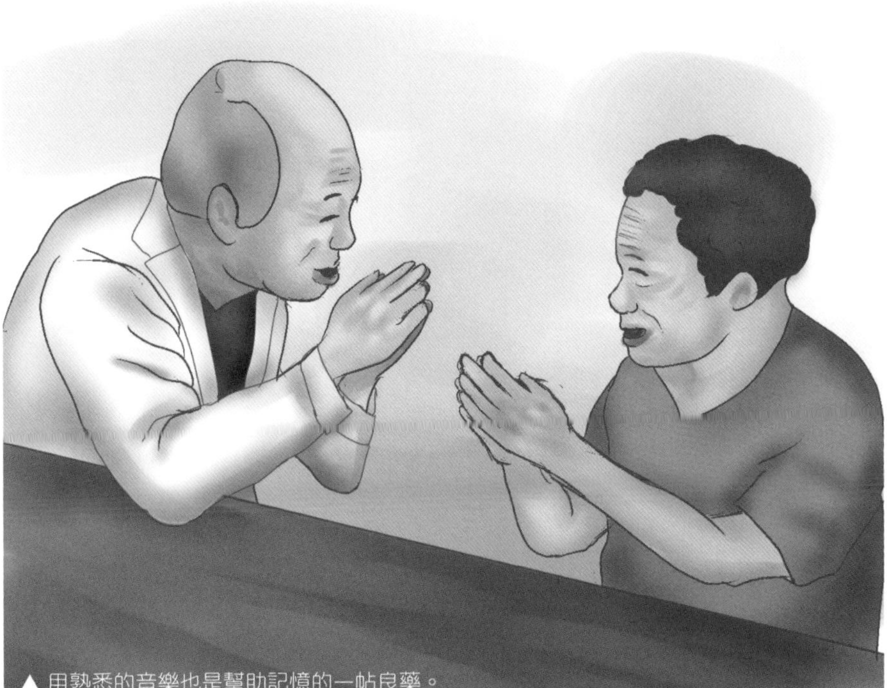

▲ 用熟悉的音樂也是幫助記憶的一帖良藥。

加護病房裡面不停的嗶嗶聲；有急診室門口驚人的喇叭聲；而我的診間劇本卻是不同氛圍，常常可以聽到失智長者充滿自信、開心唱著〈望春風〉〈張仙送子〉的美妙歌聲，還有陪同家屬的歡笑聲，而我只是應和著拍手、掌聲鼓勵和傾聽的角色呢！

我真正的舞台不僅在醫院診間，還號召志同道合的大學教授及學生們，跟我一起走入社區關懷失智老人及家屬；挨家挨戶走訪里長、村長，還有鄰長；我們在廟口開講、我們在教堂裡宣導；我們組織了醫療團隊和專家與志工在社區成立「失智關懷據點」，開辦「記憶保養班」。

走在慈悲美善的道路上，心胸開闊了。不問擔子有多沉重，只問自己「能」扛多少？沒關係，一個人不行，兩個人扛、一個團隊扛！同心協力扛，使命必達！

我罹患失智的母親在二〇二一年七月二十二日晚上安祥辭世，享年92歲。母親離開後，卻開啟我人生的另一幕，我要更用心把對母親的愛灑到社區。到我這個年齡，無常隨時會報到，如果我明天起不來也是心安理得，因為孩子們都能自立更生了，太太也懂得怎麼照顧自己，父母親輕安自在當天使了，那我這個人隨時都可以離開，所以我把餘生之力貢獻出來，哪裡需要我，我就去哪裡。

積極主動走進社區，找出失智長輩

農田施肥也是個失智測試工具。

80歲還在務農的老先生，由太太負責稀釋農藥，先生做噴灑工作。老先生噴灑了一段，回去請太太再加滿農藥後走回田裡，但他一下就忘了剛才噴到哪個位置了。

這過程才十分鐘，已忘了空間的位置。施肥也是如此。

不同的行業或興趣，同樣可以依循找出不同的測試方法。老先生也會打麻將，最近麻將的技術也明顯退步了。

當日常熟悉的功能開始退步，而且隨著時間持續退步，就要考慮「失智」的問題。

早一點篩檢與診斷，早一點用藥，生活機能就有機會得到改善。

記得我們第一次前往彰化和美做失智篩檢的結果，29位長者就篩檢出16位疑似失智。進入社區篩檢的經驗讓我深刻體會，必須改變做法，必須將醫療服務主動「外送」到社區，盡量給長者和家屬方便，尤其是失智症長者。通常長者都不會覺得自己的記性變差，更不可能會主動求診就醫，如果醫生不主動走進社區找出病人，而是等到家屬在互動過程中才察覺長者有異狀時，病程恐怕已經是中度嚴重程度了，這樣可能就會錯失減緩症狀與治療的契機。尤其失智症多半是高齡長者，行動本來就不便，上一趟醫院就醫並不容易，主動走進社區醫療服務，才能真正幫助失智症家庭。

人一旦邁入老年，沒有盼望，足不出戶又沒有可以說話聊天的對象，缺乏新的刺激，身心退化就會愈來愈快。因此我希望盡其所能幫助老人家減緩這樣的狀況，從二〇一四年我們開始主動進入社區做老人失智症篩檢，減少長輩往返醫院的次數，讓他們得以在家附近的關懷據點就能做篩檢，然後再視狀況轉介到醫院做進一步的腦部電腦斷層、抽血，不必再到醫院重覆做篩檢及心理測驗，一來減少候診時間，二來避免奔波就醫的辛苦，這就是一條龍式的照護模式。

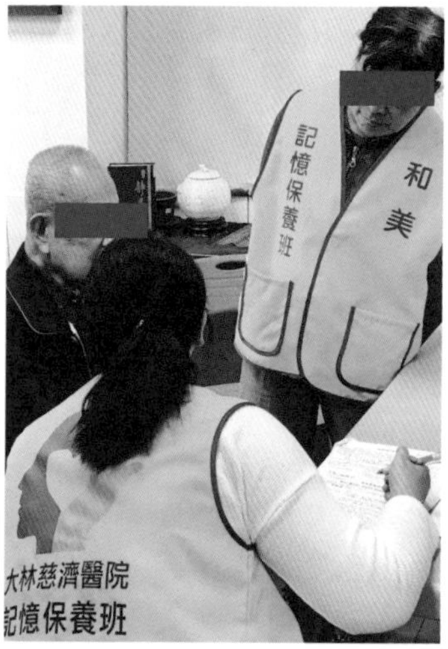

▲ 彰化和美記憶保養班認知測驗。

門診一條龍服務：我與失智的距離

（文／蔡瑞芬 大林慈濟醫院健康管理中心失智症個案管理師）

住在北部的女兒接到警察局的電話，說獨居在大林的爸爸到全聯買東西，沒有付錢就走了。在趕回家的路上，反覆想著「怎麼可能，爸爸只是記性不好而已，怎麼可能會偷人家東西！」

媽媽常常說窗戶跟床上，有密密麻麻的螞蟻，怎麼看、怎麼找就是沒半隻。

王女士常常懷疑自己老公外面有女人，鬧到家快垮了……

每天回家，媽媽總是說家裡的米被鄰居偷了，米袋用針線縫起來……

這些案例看在大家眼裡，也許都當笑話或不當一回事，但這些都是失智症的前兆，也許有一天，會發生在你、我或周遭朋友身上。

雲、嘉、南地區，占全台老年比例為最高，而

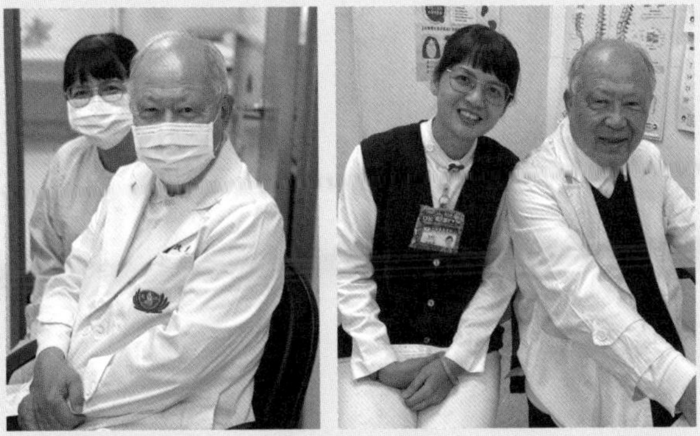

▲「只要有熱忱，沒有做不來的事」，曹爸的行醫精神值得我們學習。

大多數長者為獨居或老老陪伴照顧，無子女在身邊。失智症診斷需要抽血檢查（項目包含：血液、生化、梅毒血清及甲狀腺功能）、腦部電腦斷層檢查及心智評估（CDR及MMSE）。失智症從檢查到確診，往往需要多次門診才能診斷，而對這些個案來說（回家後忘記回診、忘記檢查時間、門診費用高……等），相對性就困難許多，曹汶龍主任看到這個困境，為了讓診斷更友善及節省醫療資源，提倡失智就診一條龍服務（只要一次門診，就可把所有檢查做完，直接診斷），也因為這個決定，大大提升了失智症確診比率，也減輕個案因檢查須等待時間、舟車勞頓、子女工作請假次數及醫療費用的負擔，造福了不少家庭，也減輕了他們不少的壓力。

原本為臨床護理人員的我，因為生涯規劃轉調為失智個案管理師。對「曹汶龍」這個名字，只知他是神經科醫師，並不認識他。記得第一次與曹爸見面，是面試失智個管師的職務時，當時沒有相關經驗的我，感到壓力很大，但曹爸跟我說：「只要有熱忱，沒有做不來的事。」而這句話，經過了好幾年，我還是把它當座右銘，時時提醒著自己，勿忘初衷。

每次跟著曹爸看診，他溫馨問診內容及與家屬間的互動，著實讓我感動不已，打從心裡佩服曹爸。常挺著腰傷看診、居家醫療及社區輔導，就算再累，他也從不抱怨、不喊累，臉上總是笑咪咪的，而這就是曹爸，他的精神值得我們這些晚輩學習。

一開始幫疑似失智長者安排一條龍時，也遇到很多挫折，長者就診的時間、檢查室無法配合，失智評估因心理師有很多業務，也無法配合長者的時間等種種的因素，也讓我失眠及苦惱了好多天。俗話說：「天下無難事，只怕有心人。」為了解決這個困難，開始訓練自己評估失智症量表的能力。常常與曹爸討論，跟診、聽他跟失智症長者家屬解釋病情，評估完失智症量表，跟曹爸一起討論，一起看失智長者電腦斷層的影像，增加自己評估量表的能力；也開始跟檢查室打好關係，與他們討論我們的問題及困境，希望他們可以協助配合我們的時間，總算皇天不負苦心人，有願就有力，一切順利圓滿，非常感恩這些好的因緣。

這些年，協助做失智一條龍檢查，讓我學習及成長了不少。有時忙碌到很厭世，需要喝個最愛的多多綠，心情才會美麗，但看到長者的問題被解決及家屬充滿感謝的眼神，我想這些辛苦的厭世，似乎也不是那麼重要。

一路走來，看著被確診的個案，因為一條龍的快速確診，可以提早用藥，緩解失智症所造成身體不適，讓家屬安心不少。在每次的評估中，與個案及家屬對談，內容總是讓我思考著，如果是我，我會怎麼做，也許因為多次的借位思考，不知不覺中自己遇到很多事時，也會試著站在別人角度看待事情。

「失智」這兩個字，看似筆畫不多，但也帶給許多家庭很多照顧負荷，很多的結一直解不開。套曹爸常說的話：「用別人的角度，去看待別人。」用失智的角度去看待失智長者，相處起來很多事就變得不計較了。如果一直用自己的角度看待別人，不只自己辛苦，別人也難受。謝謝「失智」這個疾病，讓我在做一條龍當中，看到很多人的苦，自己內省很多事，也讓人生觀變得不一樣。

這幾年謝謝曹爸的提拔，謝謝失智症長者及家屬對我的疼愛，也感恩自己願意付出，未來期許自己，開心做一條龍，也不再因為厭世而喝多多綠；要心存感激，過好、過滿每一天，繼續做一些回饋社會的事，才不會愧對曹爸對我的栽培。

幫助失智長輩安老終老，讓照顧者有喘息空間

然而「篩檢」只是第一步，更重要的是診斷出失智症後，如何幫助長者減緩退化，更是我們的目的。結合醫療團隊與志工，帶領失智症長者和照護者參與的記憶保養班和互助家庭，一起上課、唱歌、畫畫、吃午餐，幫助失智長者安老終老、創造新的記憶，也能幫助照護家屬舒解壓力。

87歲的阿嬤在十年前我辦失智病友會時，她就來參加了。我們還一起跳著舞。

一年一年過去，看著她也漸漸的老去。

女兒專心照顧著，期間曾有過意外跌倒，導致髖骨骨折。住院手術治療後，又能站起來走路了。

不過吃飯需要協助餵食，來到這裡，就安安靜靜的坐著。在互助家庭裡，她是元老。享受著「家」人的溫暖關懷。

每星期我都會陪伴在這些病友的身旁。十年的時光，我送走了好多位畢業生，包括我的母親。只要我體力還可以，我就不缺席⋯⋯

＊

阿文住在北港，太太開車帶他來。他的步態僵硬，用特製的輪椅，可以自己走路。來到互助家庭，有好多人陪他講話。太太就可以到廚房幫忙做飯給大家吃。

雅玲騎摩托車從嘉義市來。母親今天沒有來。她說，今天開學第一天，庭院中的樹葉，落下來的龍眼掉滿地。母親一來就會拼命的掃，讓她不掃她不聽，上次就是掃著掃著中暑休克，下個禮拜環境打掃好了再帶她來。今天自己來是看看大家，幫忙做飯，聊聊天。

*

北港的明宗，請假來互助家庭。雖然照顧的爺爺半年前往生，這裡也成了他心靈中溫暖的家。

阿桃也開車獨自從北港來問候大家，母親九十多歲沒有打疫苗，也詢問能不能帶母親來。雖然母親坐在輪椅上，不張眼不講話，但自從來到這裡，在大樹下曬太陽、聽鳥叫聲，她的嘴會帶微笑。主要是女兒很珍惜跟大家見面聊天，化憂解鬱。

多年來推動社區互助家庭活動，見證許多失智長者與照護家人改善生活品質，這是我堅持不悔的動力。原本無精打采的長者，來到記憶保養班或是互助

▼「互助家庭」就是失智長者與照顧者另一個溫暖的「家」。

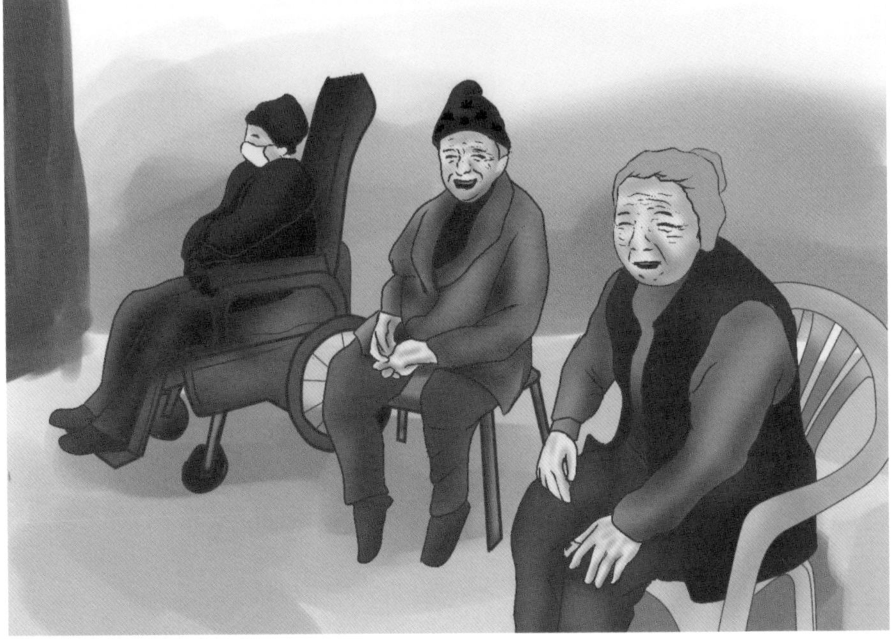

家庭和大家互動後，臉上露出那種連皺紋也開心笑的表情，也溫暖了我們的心。輕度失智的長者當中，有唱出好聲音的歌唱高手、也有寶刀未老的繪畫高手；中度失智的長者，有失智症狀略見好轉改善者；還有摔斷腿坐輪椅的失智奶奶，見到比她情況更嚴重的長者，卻站起來練習走路，讓她也願意主動努力拿拐杖站起來練習走路，這就是環境刺激的神奇功效，不僅幫助失智症長者重新開啟新的生活寄託與盼望，也提供失智症照護者一個喘息與照護經驗交流的機會；而這些長者的正向改變，更療癒了失智症家屬照顧的辛勞。

父母是一部經書，熟讀它就不怕老

女兒陪著父母來門診。母親77歲，父親80歲。母親失智了，有一些不安的浮躁行為，只有父親在照顧。兒女不在身邊，孩子們偶爾回家來關懷一下。

子女問父親說：有什麼需要幫忙的嗎？

父親總是回答：沒事！你們過好日子就好。

因為看了三家醫院，彼此的醫生不太了解對方藥物的使用情況。用了失智的藥，情緒行為還不能改善，就用了抗精神病的藥物。藥物吃少了情緒控制不住，吃多了就發呆、不吃飯。

父親被折磨得快要崩潰，在我的面前表露出激動的表情。

女兒看了也嚇一跳說：你怎麼告訴我都沒事。

父親說：怕妳擔心，就不告訴妳。

我說：做子女的再忙，也要抽出三、四天時間，住在父母的家中，認真觀

▼ 不僅診療病人也要關心照護家人的身心狀態。

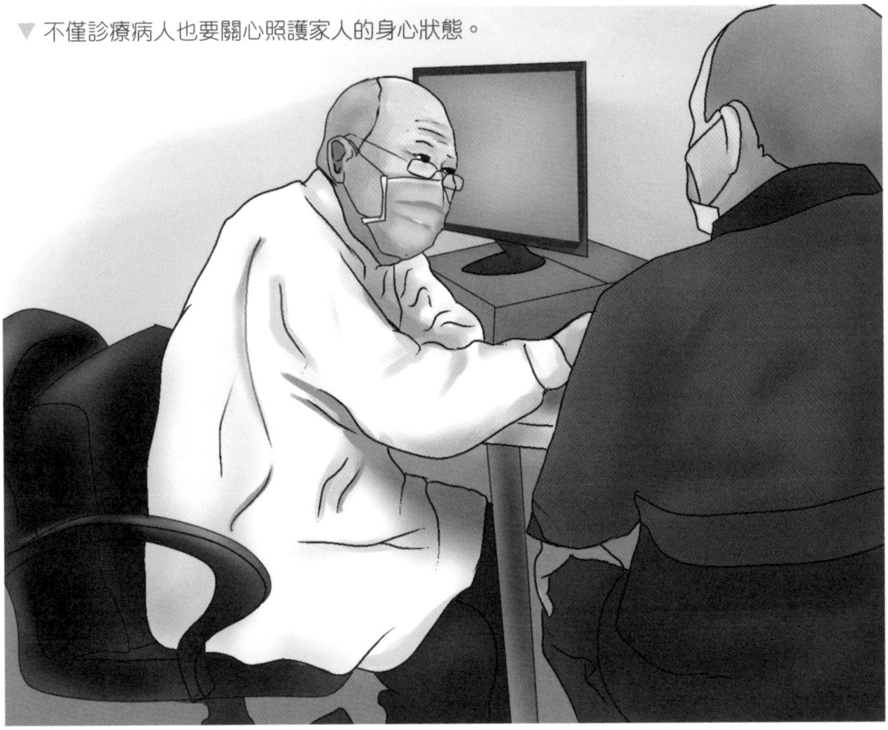

察。半夜媽媽不睡，在鬧爸爸的時候，妳在旁邊觀察，看看媽媽如何鬧人，看看爸爸如何承受，也許能找出一些應對的方法。再說，陪父母一起去看病，可以仔細跟醫生討論用藥的方式，把結果記在家庭兄弟姐妹的Line群組。不同的子女帶去看病，都記錄下來，大家就都能知道藥物使用的成效，也能達到較好的醫療照顧。

最後我幫他們寫了巴氏量表，申請外籍看護，可以解爸爸的辛勞。爸爸聽了很感謝，才把心中的情緒發洩出來說，若再繼續這樣下去，連他都不想活了。一個難題，花了20分鐘解題。教育子女也安慰父親，陪他們一起唸這本《失智經》！

只要失智沒找上我，我就不會停止診治失智

在中南部鄉鎮地區，有許多長者並沒有和孩子同住，因為兒女們往往都在外地謀生打拼，只有逢年過節才有時間回老家探望長輩和團聚，但短短幾天的相處，並不容易察覺家中長者的生活作息或是言行舉止是不是有明顯異狀，例如長者平日煮飯電鍋外鍋常忘記加水，或是瓦斯爐煮東西常忘了關瓦斯、常重覆買同樣的東西、會累積許多慢性處方藥忘記吃等，或是情緒起伏大、性格和以往不同**（比如原本很愛乾淨卻變得不愛洗澡；內向木訥卻變得多話，甚至會說黃色笑話等）**，這些現象可能是早期失智的症狀，卻容易被忽略，而錯失早期發現的

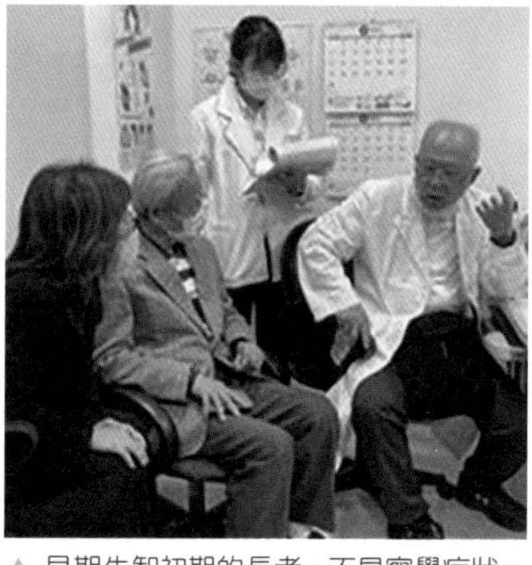

▲ 早期失智初期的長者，不易察覺症狀，唯有透過專業診療及早就醫，才能有效控制病情。

時機，等到家中煙霧瀰漫導致消防警鈴大作、外出迷路或走失才知道不對勁，病情發展已經較嚴重、不易控制了。

我的父親是軍人，打過南京保衛戰、上海保衛戰、河南平原大戰。有過兩次病危，我在他床邊照顧，半夜時分，父親頭腦清楚，會跟我談述他早年作戰的生死關頭是如何渡過的。父親在我的心中，就是一個勇者，不被環境擊倒，愈挫愈奮。父親活到一百歲，洗腎四年，身體的器官也都衰竭了，住在安寧病房時他要求拔掉全身的管子，好好洗個熱水澡，他輕鬆的說：真舒服，第二天就安祥的往生，子女都在身旁。

我的母親85歲罹患失智，92歲辭世。晚年我每天早上陪母親吃飯，老人家早上精神最好，在吃飯聊天中相互安慰。有時我要扮演大手，照顧她的生活起居；有時要扮演小手，讓她老人家覺得自己還是個有用的人，她就活得健康快樂。

父母是一部經書，熟讀它就不怕老。能照顧父母是福分，看到他們老去的過程，就知道未來怎麼自我照顧。讓照顧變成一條龍服務，醫護人員不只在醫院幫病人看診開處方籤，關心照護家屬的身心狀況也很重要，尤其要進入社區與家庭，更能了解失智長者在家中的真實生活、與家人的互動狀況、照顧者的辛苦與困難何在，才能提供他們最需要的幫助。

第二章

跟我一起認識失智症

張伯伯和妻子胼手胝足，靠著養蜂養大子女，不抽菸喝酒，也不交際應酬，卻在77歲那年，兒子發現父親有些行為怪異，把蜂巢取出後就常忘記放回去，導致蜜蜂大量飛走或死亡，蜂群越養越少，為此常和家人起爭執，家人決定不讓他養蜂，只讓他照顧菜園。

原本就是種菜達人的張伯伯，種菜常常重覆施肥，導致菜長不好，無法收成，自然又跟家人引發衝突，兒子難以理解父親的行為，張伯伯的老伴也非常擔憂，一家人不知如何是好，卻沒人意識到，其實張伯伯可能有失智症狀了。

張伯伯的行為越來越異常，後來只要出了家門超過五百公尺，就會找不到回家的路，兒子才驚覺應該帶父親看醫生。第一次到鄰近醫院看診被診斷為水腦症，研判需要開刀，家人決定再徵詢第二意見，於是經親友推薦，來到我的門診，確診為失智症。

照顧失智症患者，需要家人用體諒的心一起共同面對。張伯伯經確診失智症，我們之後也安排居家探訪，進一步了解張伯伯的日常生

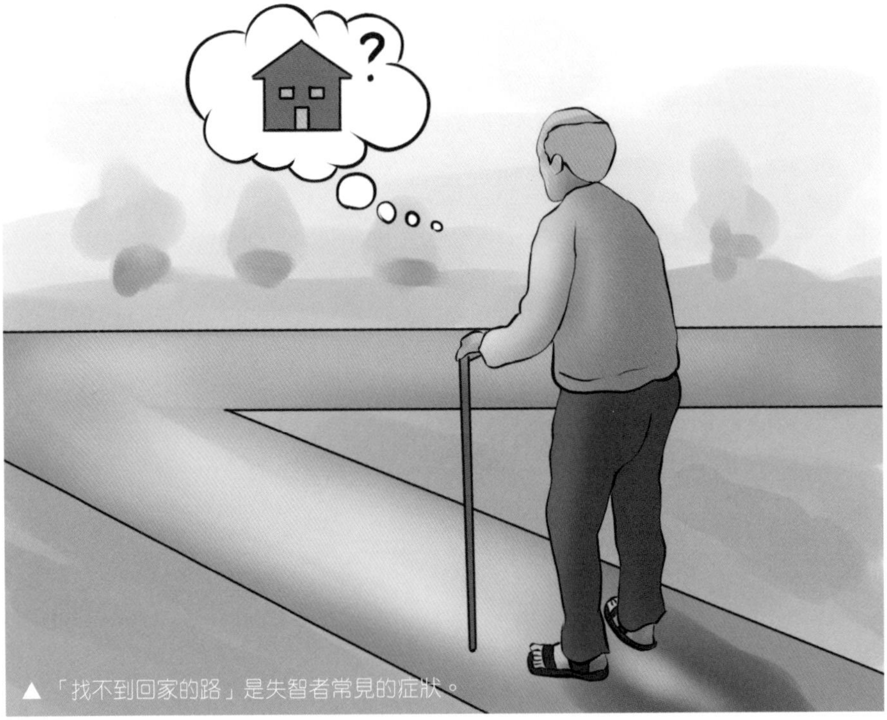

▲「找不到回家的路」是失智者常見的症狀。

活，並提醒他的家人要有耐心並陪伴張伯伯一起走出失智的陰霾，也指導家屬了解如何照顧失智長者，並且邀請他們一家人參加每月一次的病友會，和其他失智症家庭互相交流照護經驗，也一起找到解決困難的方法。

認識失智症以及失智症篩檢

一對母女來到診間。母親才六十歲左右，女兒拿了兩張紙，上面寫了好多好多母親的現象：講過的話會忘記、會重覆很多次問問題、叫不出東西的名字。她的外婆八十多歲，患失智，所以女兒懷疑媽媽也有失智現象。

母親不認為自己有問題，她的生活都能自理，但是女兒的焦慮讓她也困擾。我們幫母親做了簡易的智能測驗（MMSE），結果是滿分30分，這時她女兒擔憂的心才放下，原來母親在幾個月前歷經喪子之痛，心理上的壓力，造成暫時性的認知障礙。

失智症是一種疾病現象而不是正常的老化，很多家屬都以為患者是老番癲、老頑固，以為人老了都是這樣，因而忽略了就醫的重要性，但是事實上他已經生病了，應該要接受治療，因為在經過醫師的診斷和治療之後，除了病情可以減緩，家屬也可以因為患者病情的改善，進而提升生活品質。

失智症不是單一項疾病，而是一群症狀的組合（症候群），它的症狀不單純只有記憶力的減退，還會影響到其他認知功能，包括有語言能力、空間感、計算力、判斷力、抽象思考能力、注意力等各方面的功能退化，同時可能出現干擾行為、個性改變、妄想或幻覺等症狀，這些症狀的嚴重程度足以影響其人際關係與工作能力。

台灣的失智者幾乎都在「家」裡，不在社區，如何讓失智者的「家」，變成有溫度，成為「友善」的照顧，才是台灣失

失智症與正常老化的區別

老化	★ 可能突然忘記某事，但事後會想起來。 ★ 若做記憶測試，可能會無法完全記住測試中的物品。
失智	★ 對於自己說過的話、做過的事，完全忘記。 ★ 無法記住記憶測試中的物品，甚至完全忘記自己做過測試。

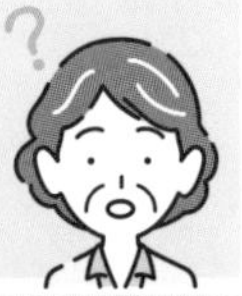

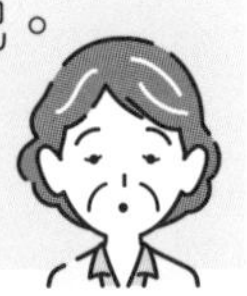

※ 資料來源：邱銘章、湯麗玉，《失智症照護指南〔暢銷增訂版〕》2018，原水文化。

智照顧的大問題。家家有本難唸的經，失智這本經還真不好唸。如何進入「失智者的家庭」，取得家屬的信任，才能知道「失智這個家」需要什麼，而不單是失智者需要什麼？找出「失智者家庭」需要什麼，我們才可以衡量能為他們做些什麼？

自從推動「一條龍式」失智症篩檢深入社區與家庭後，我發現失智長者們，不只是日常作息出了問題，甚至連言談都力不從心，一句話一再重覆講，有些事一再重覆問，往往讓家人感到不厭其煩，彼此的對談漸漸變少，長者臉上的笑容不再，覺得人生愈活愈沒盼望，幾乎失去活著的動力。

因此失智症早期篩檢非常重要。早期發現，更容易透過用藥與生活型態的調整，減緩失智症狀。失智症並非抽血、照X光就能清楚診斷出來，更困難的是，失智症長者通常較不願意出門，因此就醫普及率並不高，失智病程從極早期、輕度、中度到重度，往往不留意就會被忽略，當長者出現出門回不了家、煮飯不小心讓廚房失火、把東西藏在衣櫃裡發臭等狀況時，家人才帶來就醫檢查，往往為時已晚。

一、觀察10大警訊，揪出失智症早期徵兆

究竟失智症初期會有哪些症狀？如何從生活中的一舉一動察覺家中長輩是否有失智現象？

以下羅列幾項失智症早期徵兆，供大家提高警覺，及早求助專科醫師，就有機會延緩部分症狀惡化。

警訊1 記憶力減退，足以影響生活作息

一般人偶爾會忘記開會的時間或是親友的電話，但是過一會兒時間或是經過提醒，通常都會再想起來。但失智症患者忘記的頻率比較高，而且即使經過提醒也無法想起該事件。因此，可能也會老是重覆發問、重覆購物，甚至重覆服藥。容易忘記近期發生的事，甚至連重要的日期或事件也會忘記。

警訊2 規畫事情或解決問題有困難

一般人可能在收支平衡方面有時會出現困難，但失智患者在規畫、執行計畫或在處理數字方面卻都可能出現困難。例如原本做一道熟悉的料理或是計算帳單時就會出現問題。比較無法專心，且需要更多的時間來處理以前熟悉的事務。

警訊3 無法勝任原本熟悉的事務

失智症患者對於原本熟悉的事務常會忘記或遺漏既定的步驟，而無法順利完成，例如數學老師對於加減算數常出錯、英文老師不知「book」是什麼、年輕就開車的司機伯伯現在卻經常開錯路、銀行行員數鈔票有困難、資深廚師炒菜走味等。

警訊4 對時間、地點感到混淆

一般人偶爾會忘記今天是幾號，在不熟的地方可能會迷路。但失智患者會搞不清楚年月、白天或晚上，不知道自己身在哪裡或如何來到這裡，甚至會在自家周圍迷路而找不到回家的方向。

警訊5 難以理解視覺影像和空間的關係。

一般人可能因白內障而出現視覺障礙，但失智患者可能在閱讀、判斷距離遠近、決定顏色或對比

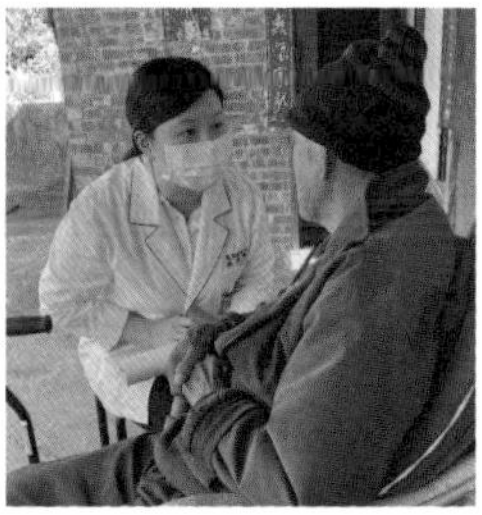

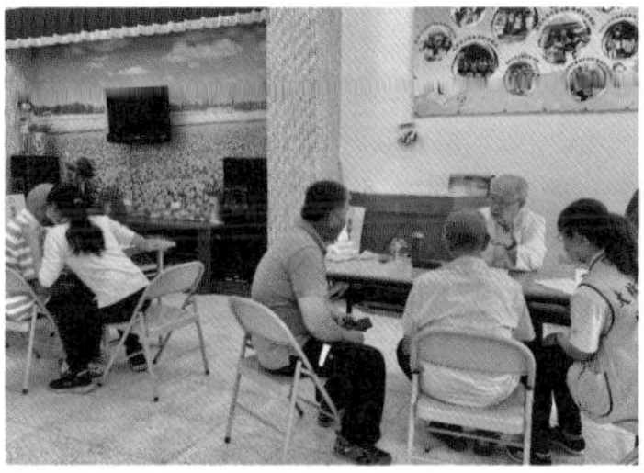

▲ 大林慈濟醫院推動一條龍失智症篩檢深入社區，透過早期發現就醫治療，才能延緩病情的發展。

上會出現困難。失智患者可能會誤認鏡子中的自己是另外一個人，而覺得屋裡還有其他人存在。

警訊6 言語表達或書寫出現困難

一般人偶爾會想不起某個字眼，但失智患者想不起來的機會更頻繁，甚至會用其他的說法來替代簡單的用詞，例如：「送信的人（郵差）」「用來寫字的（筆）」等，部分患者語言理解出現困難。失智患者於會談中可能有困難跟上或參與討論，會談可能中斷、重覆或不知如何進行。

警訊7 東西擺放錯亂且失去回頭尋找的能力

一般人偶爾會任意放置物品，但失智患者卻更頻繁及誇張，將物品放在不合常理或不恰當的位置，例如水果放在衣櫥裡、拖鞋放在被子裡、到處塞衛生紙等。失智患者於東西搞丟之後，無法回頭一步步尋找，且於找不到東西時常指控他人偷竊。

警訊8 判斷力變差或減弱

一般人偶爾會做不好的抉擇，但失智症患者更頻繁或偏差更大，如聽信成藥等推銷廣告而付出大量金錢，或者買不新鮮的食物，借錢給陌生人、開車易發生交通事故或出現驚險畫面，過馬路不看左右紅綠燈等，穿著打扮可能不適合天候、場合或蓬頭垢面。

警訊9 從職場或社交活動中退出

一般人偶爾會不想上班或參與社交活動，但失智患者的生活嗜好、運動、社交活動、工作等都逐步減少。患者變得被動，且避免掉許多互動場合。常在電視機前坐好幾個小時，睡眠量比過去大，需要許多催促誘導才會參與事務。

警訊10 情緒和個性改變

一般人年紀大了，情緒及性格可能會有些許改變，但失智患者較明顯，例如：疑心病重、憂鬱、焦慮、易怒、口不擇言、隨地吐痰、過度外向、失去自我克制或沈默寡言、特別畏懼或依賴某個家庭成員等。

※以上資料來源：邱銘章、湯麗玉，《失智症照護指南（暢銷增訂版）》，2018，原水文化。

透過篩檢量表，掌握治療良機

我到大林慈濟醫院接任神經內科主任後，積極為失智症家庭提供醫療服務及陪伴，二〇一二年九月，大林慈院正式成立失智症中心，並開設失智症特別門診，除了神經內科醫師外，還配置有臨床心理師及個案管理師，更陸續結合家庭醫學科、復健科、護理部、社區醫療部、人文室、社工與志工等單位，一起投入失智症病患及家屬的關懷，讓照顧更臻完善。

而為了找出隱藏在社區中的早期失智症患者，在失智症中心成立後，除了培訓院內同仁與志工，加入失智症關懷行列外，門診之餘，也帶領團隊拜會鄉鎮長，爭取公部門的協助，以深入社區為民眾篩檢，或提供相關衛教訊息，同時爭取於嘉義縣衛生局在十八鄉鎮市輪流舉辦的大型複合式篩檢中，加入失智症早期篩檢服務。

但是推動社區早期失智症篩檢後，發現多數老人家對於要到醫院做檢查，通常意願不高，或是礙於交通等問題而無法前往。於是我們主動去幫民眾做篩檢，既然篩檢發現了問題，我們也有義務協助後續處理，因此失智症中心團隊積極結合衛生所、學校、社區等資源，提供民眾最貼心的服務。

於是開始啟動社區「失智症早期篩檢」與公部門合作的機制，先由衛生所聯絡受檢民眾至鄰近社區的定點集合，再請專業人員前往篩檢地點為民眾做簡易智能測量（Mini-mental stateexamination，簡稱 MMSE 檢查），若發現需要進一步做電腦斷層，便會再徵得本人同意後，當場協助安排到醫院門診與檢查的時間，並請醫院派車到定點接送受檢民眾。這樣一來，受檢民眾不但不必煩惱交通問題，也省去到醫院還要排隊候診的時間；若確診為失智症，還可由醫院幫忙申請健保給付用藥，讓民眾得到最貼心完整的健康照護，不致錯失及早治療的時機。

一、極早期失智症檢查量表（AD-8）

大腦認知功能有三個量表，這是目前在台灣較常使用的：以下八個題目，可以依照自己或家人過

極早期失智症檢查量表（AD-8）

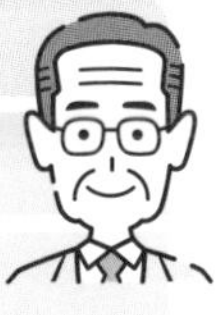

(1) 判斷力上的困難。

(2) 對生活和嗜好的興趣降低。

(3) 重複相同問題、故事和陳述。

(4) 在學習如何使用工具等有困難。

(5) 忘記正確的年月份。

(6) 處理複雜的財務上有困難。

(7) 記住約會的時間有困難。

(8) 有持續的思考和記憶方面的問題。

去與現在改變的狀況（可與約半年前做比較）來回答，而不是以目前的日常表現來回應。當有兩題以上為「是，有改變」時，就建議接受進一步的檢查與治療。

這個量表（詳見第80～81頁）檢查起來很快，只要是有經驗的護理師或志工，就可以協助做大量的篩檢。當然它的誤差率也是高的。若有兩項以上有問題，就建議要進一步做「簡易心智量表」檢測。

二、簡易心智量表（MMSE）

評估項目包括定向感、注意力、記憶力、語言口語理解及行為能力、建構力等項目。滿分是30分，答對1項給1分。若總分低於24分，表示個案有輕度認知功能障礙；若低於16分，則表示有重度認知功能障礙。這一項檢查應由臨床心理師來做，或者在專業臨床醫師指導下具有經驗的護理師來執行。「簡易心智量表（詳見下表）」可以作為健保局規定下，使用失智症專屬藥物使用的參考準則。

迷你智能狀態檢查 Mini-Mental Status Examination（MMSE）

（滿分為 30 分）

檢查日期：民國 ______ 年 ______ 月 ______ 日　施測者：____________________

姓名：______________________________　病歷號碼：____________________

教育程度：__________________________　慣用手：____________________

分數		問句
5分（ ）	時間定向感	今天是哪一年？現在是哪一個季節？現在是哪一個月份？今天是幾號？今天是禮拜幾？
5分（ ）	空間定向感	我們現在在什麼縣（市）？什麼區（鄉、鎮）？什麼（村、里或路名）？幾樓（鄰）？幾號（門牌號）？
3分（ ）	三字詞登錄	我現在要說三種東西，請你記住，當我說完時，請你照著說一遍（外套、汽車、柳丁）。
5分（ ）	注意力與計算（連續減7）	請從 100 開始連續減 7，直到我說停為止。 100 減 7 是多少？93　，再減 7 是多少？86　；79　；72　；65　（計減五次）
3分（ ）	短期記憶	我剛剛請你記住的三個東西是什麼？每對一個給一分（不論順序）（約三分鐘才做）。
2分（ ）	命名	這是什麼？（拿出鉛筆、手錶）（答對一項給一分）。
1分（ ）	覆誦	請跟著我念一句話，（國語）知足天地寬；（台語）心安菜根香（只能清晰的念一次）
3分（ ）	理解（聽命行事）	請做三個動作：請用左／右手（非利手）拿這張紙，用雙手折成對半，然後把它放在大腿上（做對一個動作給一分）。
1分（ ）	閱讀	請看一個句子，並照著它的意思做（請閉上眼睛）。
1分（ ）	書寫	請在紙上寫一個句意通順的句子。
1分（ ）	畫圖	請看這個圖，請在旁邊畫一個一樣的圖。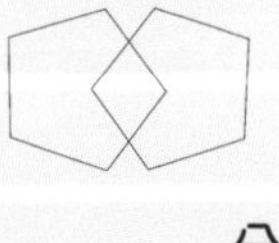
	總分	分

※ 感謝資料提供：大林慈濟醫院。

說明：若你以前無下列問題，但在過去幾年中有以下的改變，請填「是，有改變」若無，填「否，沒有改變」。

施測日期：_____ 年 _____ 月 _____ 日

1. 立同意書人姓名：________________ 2. 性別：□男 □女

3. 年齡：__________ 歲 4. 教育程度：__________

5. 生日：_____ 年 _____ 月 _____ 日 6. 電話：______________________

7. 聯絡地址：____

問法	是	否
最近是否經常做出一些以前都不常做的事情？例如把錢借給陌生人、送別人不適當的禮物、一個月的藥量一週就吃完了。		
平常喜歡做的事情，最近都不喜歡去做了，例如，唱歌、爬山、找人聊天等等，且不去做的原因不是行動不便造成的。		
最近同樣的問題一直問，或經常講同樣的話，但以前都不會這樣。例如，問人家吃過飯沒，重覆講兒女小時候的事情。		
最近不知道為什麼，以前都會用的東西，現在常常忘記要怎麼用了。例如：電視、電鍋、洗衣機、遙控器、馬桶、冷氣等等。		
最近經常忘記一些重要的日子，但以前都不會這樣，例如：除夕、中秋節、祭祖、端午節等等。		
最近常常不知道怎麼處理有關錢的事務，但以前都不會這樣，例如：如何提款、繳水電費、標會的錢。		
經常忘記跟別人約定好的時間，但以前都不會這樣，例如：開會、看病、去逛街、去運動等時間。		
最近發生的事情常常容易忘記，別人提醒或事後回想，也想不起來，以前都不會這樣。		
AD-8 總分（請填入回答「是，有改變」總題數）		

AD-8 極早期失智症篩檢量表（填寫者：☐自填 ☐他填）

親愛的阿公、阿嬤、阿姨、阿伯：

很榮幸有機會邀請您填寫這份問卷，您的健康一直是大林慈濟醫院關心的對象，因此本院特別針對老年人的記憶力困擾進行篩檢，並針對高危險群進行追蹤檢查，誠摯邀請您填寫此份問卷，若篩檢出您有高危險群狀況，如蒙您同意接受本院失智症中心持續追蹤檢查，敬請於同意書簽名處簽名及填寫下列基本資料。

	問題
1	判斷力上的困難：例如落入圈套或騙局、財務上不好的決定，買了對受禮者不合宜的禮物。
2	對活動和嗜好的興趣降低。
3	重覆相同的問題、故事和陳述。
4	在學習如何使用工具、設備和器具上有困難。例如：電視、音響、冷氣機、洗衣機、熱水爐（器）、微波爐、遙控器。
5	忘記正確的月份和年份。
6	處理複雜的財務上有困難。例如：個人或家庭的收支平衡、所得稅、繳費單。
7	記住約會的時間有困難。
8	有持續的思考和記憶方面的問題。

※感謝資料提供：大林慈濟醫院。

三、臨床失智評估量表（CDR）

而真正作為失智症診斷的量表工具叫做「臨床失智評估量表」（CDR）」內容分為六個大項：記憶力、定向感、解決問題能力、社區活動能力、居家嗜好、自我照料。評斷分數：零分是正常，0.5分是可疑，1分是輕度，2分是中度，3分則是重度。

這個量表（詳見第84～85頁）要由臨床心理師或是專業的臨床醫師（指的是神經科醫師，或精神科醫生）來執行。

診斷失智症，除了量表之外，還需要有專業醫師做病史的詢問，以及安排腦部的電腦斷層或磁振攝影檢測與判定，才能正確診斷腦部的構造變化是正常，還是腦萎縮、有腦血管的問題，或者有其他腦部的異常。

四、抽血檢查

除此之外還要抽血檢查，排除其他身體機能的異常，可以檢測甲狀腺功能是否異常，以及維他命B12、還有梅毒反應，因為神經性的梅毒可以留存在身上二十到三十年沒有症狀，卻能引發腦部認知障礙。最後再綜合判定是否為失智症及失智症的等級。

健保局可免費提供早期診斷出失智症的專屬藥物，這些藥物能改善腦部訊息傳遞的速度，對於早期失智者的日常功能有改善效果。

若能早一點診斷出失智症，就可以到社區的失智關懷據點上課，除了能夠緩解認知功能的退化，還讓家屬早一點接觸到失智症的相關照護模式，注意到失智者的尊嚴，而能夠與失智者有更妥善的相處之道。

臨床失智評估量表（Clinical Dementia Rating）之分期

姓名：＿＿＿＿＿＿＿＿　病歷號碼：＿＿＿＿＿＿
慣用手：□右手□左手　檢查日期：＿＿＿＿＿＿
檢查人員：＿＿＿＿＿＿
教育程度：□不識字□小學□國中□高中□大專□研究所以上

	記憶力	定向感	解決問題能力	社區活動能力	家居嗜好	自我照料
無（0）	沒有記憶力減退、或稍微減退，沒有經常性健忘。	完全能定向。	日常問題（包括財務及商業性的事務）都能處理很好；和以前的表現比較，判斷力良好。	和平常一樣能獨立處理相關工作、購物、業務、財務、參加義工及社團的事務。	家居生活、嗜好、知性興趣都維持良好。	完全能自我照料。
可疑（0.5）	經常性的輕度遺忘，事情只能部分想起：「良性」健忘症。	完全能定向，但涉及時間關聯性時，稍有困難。	處理問題時，在分析類似性及差異性時，稍有困難。	這些活動稍有障礙。	家居生活、嗜好、知性興趣，稍有障礙。	完全能自我照料。
輕度（1）	中度記憶力減退；對最近的事尤其不容易記得；會影響日常生活。	涉及有時間關聯性時，有中度困難。檢查時，對地點仍有定向力；但在某些場合可能仍有地理定向力的障礙。	處理問題時，在分析類似性及差異性時，有中度困難；社會價值之判斷力通常還能維持。	雖然還能從事某些活動，但無法單獨參與。對一般偶而的檢查，外觀上還似正常。	居家生活確已出現輕度之障礙，較困難之家事已經不做；比較複雜之嗜好及興趣都已放棄。	須旁人督促或提醒。

※感謝資料提供：大林慈濟醫院。

	記憶力	定向感	解決問題能力	社區活動能力	家居嗜好	自我照料
中度（2）	嚴重記憶力減退只有高度重覆學過的事物才會記得；新學的東西都很快會忘記。	涉及有時間關聯性時，有嚴重困難；時間及地點都會有定向力的障礙。	處理問題時，在分析類似性及差異性時，有嚴重障礙；社會價值之判斷力已受影響。	不會掩飾自己無力獨自處理工作、購物等活動的窘境。被帶出來外面活動時，外觀還似正常。	只有簡單家事還能做，興趣很少，也很難維持。	穿衣、個人衛生、及個人事務之料理，都需要幫忙。
嚴重（3）	記憶力嚴重減退只能記得片段。	只能維持對人的定向力。	不能作判斷或解決問題。	不會掩飾自己無力獨自處理工作、購物等活動的窘境。外觀上明顯可知病情嚴重，無法在外活動。	無法做家事。	個人照料需仰賴別人給予很大的幫忙。經常大小便失禁。
小項計分	（分）	（分）	（分）	（分）	（分）	（分）

臨床失智評估量表第 3 級以上之失智症認定標準雖然還沒有訂出來，面對嚴重的失智障礙程度時，可以參考以下的規則：

深度（4）	說話通常令人費解或毫無關聯，不能遵照簡單指示或不能了解指令；偶而只能認出其配偶或照顧他的人。吃飯只會用手指頭不太會用餐具，也需要旁人協助。即使有人協助或加以訓練，還是經常大小便失禁。有旁人協助下雖然勉強能走幾步，通常都必須座輪椅；極少到戶外去，且經常會有無目的的動作。
末期（5）	沒有反應或毫無理解力。認不出人。需旁人餵食，可能需用鼻胃管。吞食困難。大小便完全失禁。長期躺在床上，不能坐也不能站，全身關節攣縮。

目前失智期：
- 0 沒有失智
- 0.5 未確定或仍待觀察
- 1 輕度失智
- 2 中度失智
- 3 重度失智
- 4 深度失智
- 5 末期失智

一位女兒帶著80歲老母親及外籍看護來診間。

女兒說：「母親很頑固，講話不聽，脾氣暴躁，愛罵人。」

我問：「家裡有誰同住呀？」

女兒說：「只有母親與外籍看護。」

我說：「為什麼請看護？」

女兒說：「因為母親失智！」

我說：「妳們忍心讓一個失智的母親單獨與不認識的看護一起住？失智的母親就想看到熟悉的家人臉孔，整天面對不熟悉的面孔，語言也不通，心中一肚子怨氣，見到妳們不發脾氣才怪。」

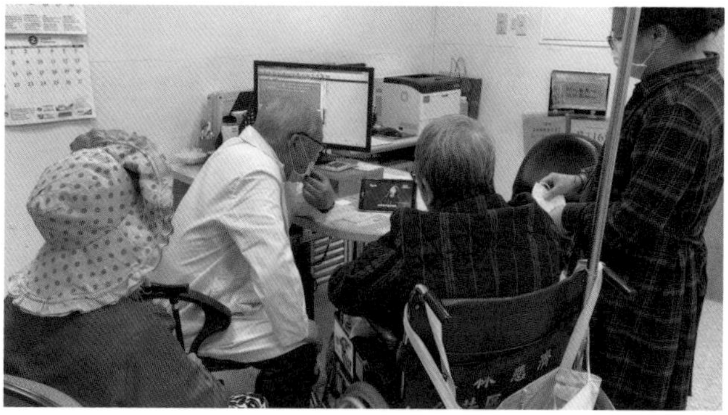

▲ 記憶門診討論病情。

「我們都沒空能回來陪她！」女兒也出現一副哀怨的面孔。

我說：「在台灣的失智老人，之所以最幸福，就是有家人在身邊，再配上一個看護，生活得到妥善照顧又能有家人講話．他的心才會得到安定，安定的心才會出現笑容。」

女兒聽明白了，她說要在母親住家的附近租個套房，就可天天跟母親見面說說話了。她笑著陪母親離開。看著三個人的背影，我心安慰，幾乎忘了我的坐骨神經痛，同事朋友就希望我能停診徹底休息幾天，但想到我的門診能夠解開失智家人的枷鎖，那麼坐骨神經痛，真是小事一樁啊！

引起失智症的病因有很多種，症狀也有所差異。失智症大致分為兩類，一是退化性失智症，二是血管性失智症，還有其他因素導致的失智症。病患有時會存在兩種或以上的病因，最常見的則是阿茲海默症與血管性失智症並存（又稱為混合型）。

一、退化性失智症

(1) 阿茲海默症

五十幾歲的女士被先生帶來門診。因為她做了四樣菜，每道菜都是荷包蛋，連續煮了兩天，就帶來看我的門診。

來到診間，她很開朗，會跟我一起唱歌和跳舞。最近她把先生忘了，卻還會叫我「曹醫師」。

她的記憶力忘得快，但手腳運動正常。先生帶她出國遊玩，一不注意走失過幾次。帶她去爬山，她會跟山友聊天，看不出有病的樣子。

最近也出現大小便失禁，完全是先生照護。先生的壓力非常大，他舒壓的方式是去「夾娃娃」，夾到成為高手，滿屋子都是娃娃。來看門診時還會送娃娃給門診個管師。

每次門診我們都互動愉快，我也多花點時間陪他們夫妻說說唱唱，診間充滿了歡笑聲。

電腦斷層的影像中顯示腦的顳葉區明顯退化，是阿茲海默型失智症。

阿茲海默症是最常見的失智症，早期最主要的症狀是記憶力差。疾病的進展是漸進式，同時病情也是慢慢變壞，逐漸影響大腦全部的功能。

一開始是記憶力不好、容易忘記近期發生過的事物、忘記曾說過的話，初期忘記的頻率和嚴重度較輕，慢慢地問題會越來越嚴重，甚至影響病患的日常生活，大腦的知能包括語言、判斷力、時空感等都會退化，個性上也可能會出現重大變化。到了後期，自主性逐漸喪失，無法獨立生活照顧自己。

造成阿茲海默症的原因尚且無法完全了解，但不少研究已找出與此病相關的危險因子，如下9項：

阿茲海默症的 9 項危險因子

1 年齡增加而增大	2 家族史	3 唐氏症候群
4 帶有血脂蛋白 ApoE 4 基因	5 低教育者	6 糖尿病史
7 中年高血壓病史	8 中年高血脂病史	9 頭部有外傷

(2) 路易氏體失智症

路易氏體失智症是退化性失智症中第二常見的失智症。有時單獨發生，有時則合併阿茲海默症或巴金森氏症一起發生。這是一種神經退化性疾病，通常在腦部的某些特定區域可找到異常的路易氏體（Lewy-Bodies）沉積。研究學者還沒有完全了解路易氏體失智症應該是獨立的臨床診斷，或是阿茲海默症和巴金森氏症的變化症狀。

此疾病在臨床上主要的症狀有三項：

①認知功能減退：認知功能可能會出現波動（時好時壞）並伴隨明顯的注意力變化。

②栩栩如生的視幻覺：通常可確切且詳細地描述視幻覺的內容。

③巴金森氏症的動作特徵：如動作緩慢、肢體僵硬、顫抖、步履不穩等；也常出現動眼期睡眠障礙，即病患在睡夢中可能會大聲說夢話，甚至喊叫，伴隨有揮動四肢的情形。對精神藥物也特別敏感，服藥後容易出現類似巴金森氏症追蹤障礙。

除了臨床病史外，完整的神經學檢查和神經心理評估，以及腦部的影像檢查，都是診斷時必要的工具。因為路易氏體失智症結合並涵蓋其他種失智症的症狀，在知能表現上，病患在早期記憶力喪失的程度可能不如阿茲海默症嚴重，但相對在空間辨識力上表現較差、反應力上以及動作和步伐退化情形都會較阿茲海默症來得嚴重。

而在臨床症狀較容易有明顯的症狀波動、知能和動作的表現，都可能出現時好時壞的現象。當病患的病情處於較差時，可能會出現明顯的混亂或嗜睡，且行動困難。

(3) 額顳葉失智症

額顳葉失智症（Frontotemporal dementia，或英文縮寫FTD）是退化型失智症的一種。大部分病患和家屬對額顳葉失智症的症狀並不了解與熟悉，因此早期出現的行為異常、個性改變和語言退化等症狀常會被忽略。和阿茲海默症不同，額顳葉失智症的發病年齡較阿茲海默症早，大部分在70歲前即發病。

額顳葉失智症病患依其臨床症狀及表現的不同，主要分為兩大類：

①行為異常型額顳葉失智症。

②語言退化型額顳葉失智症：可分為非流利型漸進性失語症（non-fluent progressive aphasia）和語意型失智症（semantic dementia）兩種。

行為異常型額顳葉失智症最常見的情形是在社交活動與個人行為控制上出現問題，病患在社交場合中無法控制自己做出符合社會要求的行為，例如會在不恰當的時間發言、講不適當的笑話、發表不適當的言論或情緒表現。這些症狀源自於病患缺乏抑制自己行為的能力，而造成衝動或不適當的行為。

病患也有可能出現一些重覆及無法克制的行為，這些行為可以是無目的地重覆某幾個簡單的動作，像是來回地走到某個特定地點、重覆開關抽屜、不斷搓手、重覆整理衣物；但也可能是全神貫注地重覆一些似乎有意義的動作，如一遍又一遍地閱讀一本書、整天坐在電腦前玩紙牌遊戲；每天花很多時間做一件特定的事情，如整理花園、畫圖或是收集物品。

另一類的額顳葉失智症病患以語言功能的逐漸改變退化來表現。非流利型漸進性失語症病患主要的問題，是語言表達的流暢度變差，說話速度變慢、不順暢、話變少，有時會出現口吃的現象。

語意型失智症的病患則以另一種型式的語言退化來表現。這類病患在發病早期時說話尚流利，只是有時會出現找不到正確的字詞來描述事物的現象。主要的問題在於無法正確地用字，尤其是動物的名稱或人名出現錯誤。病患會用總稱來指出人事物，例如看到朋友只是說這個人、那個人，而無法確切說出名字；只知道是醫院，而無法說出哪家醫院等。同時這類病患對語言的理解力較差，當你請病患幫忙拿甲物品時，他可能會拿成乙物品，或是無法理解你希望他拿的物品究竟為何，慢慢地病患的語言變得無法理解，他也無法聽懂別人的談話。

二、血管性失智症

血管性失智症是因為腦部血液循環不良或是中風導致腦細胞死亡，造成智力減退的現象。

血管性失智症的臨床表現可以是突發性，或階梯式漸進式變壞。早期

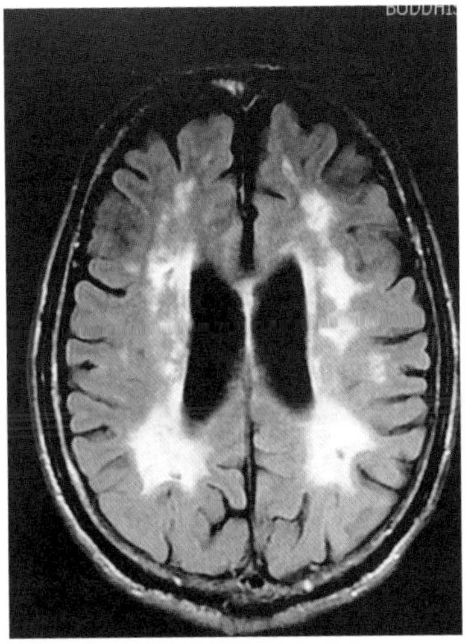

▲ 血管性失智症的腦部磁振造影。

症狀輕微，隨著小中風發生頻率越多，病患的能力會隨之越來越差。這種疾病的演變常有突變性的變化，起起伏伏，智力的變化會時好時壞，血管性失智症疾病早期，病患清醒的程度通常會比阿茲海默症的病患來得差，而且也較早就出現行動上的困難。

多發性的腦中風（腦梗塞）是血管性失智症主要原因之一。通常是長期血壓過高，而沒有好好控制，以致多次腦血管阻塞，或是腦血管破裂所致。另外糖尿病和高血脂症等疾病造成血管硬化狹窄，造成腦血液循環較差，也是常見的危險因子。

※以上資料來源由台北榮總神經內科，一般神經科主治醫師王培寧授權提供。

溪口互助家庭裡面有一位爺爺，是血管性失智症的病患，已經85歲，在我們的照顧下也相處了七年。爺爺剛來到互助家庭時，行動困難、情緒改變很大，一定要太太陪伴身旁，只要沒見到太太，他就立刻喊他太太的名字，甚至於在家裡也是如此，還曾因為喊的聲音太大，讓鄰居打電話請警察來關心，以為當時只有他一個人在家，事實上他太太就在身旁。

這種因為血管性問題的失智症，被破壞的地方不是在海馬迴區塊，因此並不影響到短暫的記憶，反而影響到手腳運動的機能，以及個性的改變。經過我們提供藥物治療與飲食控制，再加上互助家庭大家一起共同的生活、共同的關懷下，這些年來，爺爺並沒有太特別的退化，反而在大家的關注下，他走路的步伐一直在進步中；也因為大家能夠了解他的行為，也願意包容，爺爺漸漸學會與大家相處，個性也有所進步。

血管性的失智症是以血管的病變為主，如果我們能夠控制好血管病變，症狀不一定會繼續惡化下去，反而會有一段長時間的穩定，甚至於因為照顧得當，病患的情緒得到正向舒壓，能夠讓早期因為行動不便加上心理因素造成的功能退化有一些程度的進步，這是血管性失智症的特徵。當然血管變化還是會持續進行，所以症狀仍然可能在一段時間後也跟著改變，甚至變差，但是只要提供適當的飲食和藥物的照護，加上給予病患精神上、心理上的支持，便可以過一個比較正常退化的人生。

三、其他因素導致的失智症

有些失智症是由特定原因所造成，經過治療後，可能有機會可以恢復，這類型失智症的病因有以下六項：

①營養失調：如缺乏維他命B12、葉酸等營養素。

②顱內病灶：如常壓性水腦症、腦部腫瘤、腦部創傷等。

③新陳代謝異常：如甲狀腺功能低下、電解質不平衡等。

④中樞神經系統感染：如梅毒、愛滋病等。

⑤中毒：因藥物、酗酒等。

⑥其他。

※以上資料來源：台灣失智症協會。因網站內容時有更新，最新資料請上網 http://www.tada2002.org.tw/About/IsntDementia 查詢。

我的門診病患中有一位老教授，他的生活非常規律，生活起居也都能夠自理，但最近一個月內，發現他的情緒開始改變，講話及用語詞句都變得沒有禮貌，甚至於會發脾氣罵人，家屬以為他精神錯亂。幫他做了檢查，從腦部電腦斷層比對發現與以前的腦部狀況沒有太大的變化，反而是抽血檢驗報告上看到了他的電解質不平衡，尤其是鈉離子缺乏。正常血中的鈉離子是140單位，但這位老教授的血中鈉離子是126，顯然偏低。

是什麼原因造成老教授血中鈉離子偏低呢？原來他有高血壓，服用高血壓藥，藥中含有利尿的成分。利尿成分的作用可以排出體內過多的鹽分，藉以降低血壓。老人家非常遵從醫囑，吃的東西非常簡單，鹽分攝取也很少，長期下來，鈉離子就偏低，他自己也無法察覺。

鈉離子缺乏的初期症狀是記憶力無法集中，行動開始遲緩，也會開始產生情緒上的改變，甚至於還有人格的變化。因此如果發現老人家在短暫的一、兩個月內之間，有急性的認知障礙，或是有一些行為改變的時候，不要立刻就將狀況認定是失智症，而應該要去做一些更精準、更專業的檢查。

這位老教授的鈉離子補充回來之後，他又恢復到非常有禮貌、溫文儒雅，也能夠處理自己生活起居的狀況，因為鈉離子缺乏的症狀，是一種可逆性的認知障礙症。

所以當一個人出現認知障礙的時候，不要馬上認定他就是失智症，而是要先去做一些檢查，如上面敘述的一些症狀出現的時候，在經過適當的治療及處置後，認知可以恢復正常，就稱為可逆性的認知障礙症狀。

失智症的病程發展

門診來了一對母女。母親年紀比我小幾個月。女兒說，她們家種咖啡，母親採咖啡豆時，會將還不成熟的咖啡豆也採下來。咖啡豆放在院子裡曬太陽發酵，遇到下雨也不會去收回來。

母親帶家中養的小狗，出去尿尿，可以一天牽出去二、三十次，讓小狗不厭其煩，後來小狗每每看到母親就會躲起來。

這就是早期失智的現象。每個人的生活方式不同，就可能會出現很多不一樣的「認知障礙」症候。

失智症是一個進行性退化的疾病，從

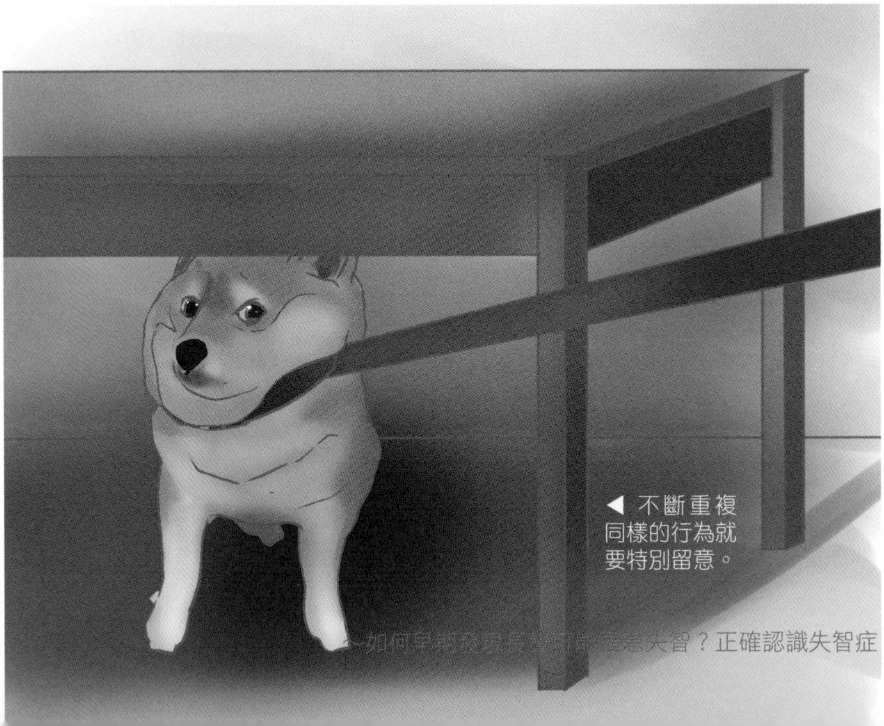
◀ 不斷重複同樣的行為就要特別留意。

輕度時期的輕微症狀，逐漸進入中度、重度、末期症狀，疾病退化的時間不一定，有個別差異。了解疾病的病程與症狀，可以幫助病患及家屬預做準備，以因應疾病帶來的生活變化。

失智症的病程，可分為輕度知能障礙、輕度失智症（初期）、中度失智症（中期）、重度失智症（晚期）（詳見第103頁）。輕度知能障礙（Mild Cognitive Impairment；MCI）為正常老化到失智症開始出現徵兆之間，存在著一個過渡區域。MCI在臨床上每年約有10至15％會發展為失智症，面臨較為複雜的工作任務或社會環境下會有問題，但簡易的日常生活並無影響。

每位失智長者腦中受損的部位及程度不盡相同，會經歷何種病程，何種症狀行為等，因人而異。其進行性退化從輕度時期的輕微症狀，逐漸進入中度、重度、末期症狀，平均病程大約8至10年，甚至超過15年，但每一期的疾病退化的時間不一定。以下以阿茲海默症的病程為例，來說明失智長者在輕、中、重度時期的不同症狀及照顧方法。因不同類型的失智症出現之徵兆略有不同，建議與主治醫師討論，或可參考新北市政府衛生局出版《失智關懷手冊》。

※以上資料來源：台灣失智症協會。因網站內容時有更新，最新資料請上網 http://www.tada2002.org.tw/About/IsntDementia 查詢。

中期	晚期
生活能力繼續下降， 對日常生活事物的處理上變得更為困難。	幾乎完全依賴他人照顧。
• 忘記已發生過的事情，例如：是否吃過飯、洗過澡。 • 重複問同樣的問題。 • 對於辨認人物、認識環境和區分時間等更加困難。 • 遠期和近期的記憶減退，日趨嚴重。	• 忘記身旁熟悉的人、事、物，甚至包括一些長期記憶。 • 記憶嚴重喪失，不記得生命中重要的事情。 • 可能連自己是誰都不知道。
• 時空錯亂，分不清早晨與黃昏與季節。 • 誤以為自己的家人或配偶是別人偽裝的，因而想趕走照顧他的配偶或家人。 • 以為目前所處的環境並非自己的家，常會吵著『我要回家』。	• 現實感消失，例如把電視裡播放的戲劇誤認為真，甚至會去攻擊電視機。 • 看到鏡子、反光物、窗戶中自己的倒影，會誤以為是別人，與之對話。
• 同上，部分可能會有激動的行為，胡思亂想，突然發怒、大哭大叫等。	• 可能會因無法表達或聽不懂意思而生氣。 • 情緒表達困難。
• 同上，但因對事情和語言的理解力、情緒控制力薄弱更容易發脾氣、受到挫折。常常與家人或照護者衝突。	• 變為更加依賴，認知、記憶功能持續退化，個性表達不明顯。
• 說話字句變少，內容貧乏。 • 言語表達不連貫，缺乏邏輯性。 • 慢慢失去閱讀及語言能力。	• 幾乎不說話或只重複某句固定的話。 • 語言能力下降，說話無法理解或不相關，無法與他人應對。

針對失智症病程的發展，列出可能會有的行為症狀

項目	初期 症狀輕微，常常被忽略而延誤就診。
遺忘 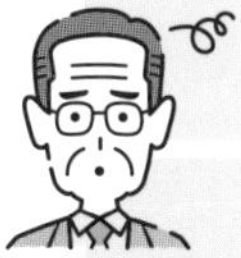	● 常忘了東西放在哪裡。 ● 時常在找東西。 ● 忘記跟別人之間的約會。 ● 忘記別人講過的事情。 ● 比較不能記住最近發生的事情。 ● 弄不清楚現在是幾年幾月幾日。
誤認 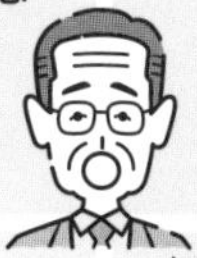	● 只有在光線照明不佳、陰雨、夜間才容易發生誤認現象。
情緒轉變 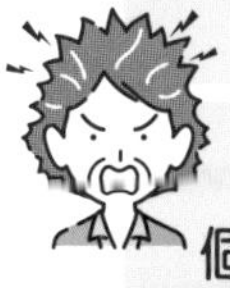	● 情緒起伏比以前大，例如：會因遍尋不著想要的東西而生氣。
個性	● 變得多疑、猜忌。 ● 變得膽小、內向。 ● 變得孤僻、暴躁、愛發脾氣。 ● 變得猶豫不決，對事情難以下決定。
言語表達 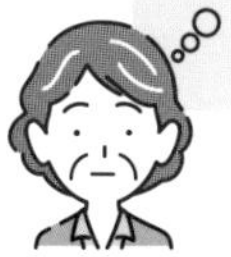	● 言語表達出現困難，講話不如以前流暢。 ● 想不起來要講什麼或想不起來某件物體的名稱。

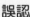

中期	晚期
生活能力繼續下降， 對日常生活事物的處理上變得更為困難。	幾乎完全依賴他人照顧。
• 在住家附近或熟悉的地區也會走失。 • 搞不清楚方向，無法自己出門搭車，容易迷路。	• 幾乎已無法自行外出。
• 同上，除頻度較高外，更容易因妄想引發繼發性的語言與肢體暴力。	• 無法表達／無此反應。
• 看到房間裡有人，可能是熟識者、已死去家屬或不認識的人或小孩。有時會看到昆蟲、蛇等令人感到不愉快的東西。可引起繼發性妄想。	• 無法表達／無此反應
• 同上，但嚴重度較高。受阻時容易發生衝突。	• 肢體功能減退，容易跌倒發生意外。
• 亂藏東西，把一些沒用的東西，甚至垃圾藏起來，或者把脫鞋放進棉被裡等。 • 可能因為妄想的內容或照護者不適當的回應，而被激怒，產生言語恐嚇，甚至暴力行為。 • 缺乏判斷力和理解力，在公共場所出現不適當的舉動。	• 完全依賴他人照顧，無不恰當行為之反應。
• 日夜顛倒，可能整夜不睡，白天嗜睡。	• 日間節奏紊亂，白天睡眠次數時間更長。經常打盹，睡眠能力與清醒能力退步。

針對失智症病程的發展，列出可能會有的行為症狀

項目	初期 症狀輕微，常常被忽略而延誤就診。
迷路	● 在不常去的地方會迷路。 ● 搭乘大眾運輸工具會下錯站。 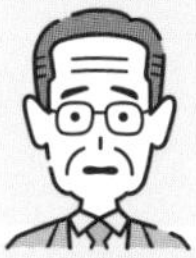
妄想	● 懷疑配偶不忠。 ● 憂心會被家屬遺棄。 ● 被迫害妄想，認為鄰居會傷害他或偷他東西。
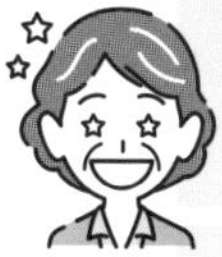 視幻覺	看到房間裡有人，可能是熟識者、已死去家屬或不認識的人。 有時會看到昆蟲、蛇等令人感到不愉快的東西。
漫遊或躁動	● 坐立不安，不停走動。 ● 想要離開家裡到外面去。
不恰當行為	● 重複動作，例如不斷地把東西收進櫃子又拿出來等。 ● 同樣問題重複問很多遍。
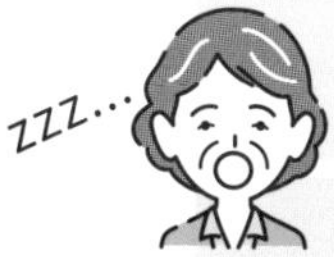 睡眠障礙	● 日夜顛倒，夜間起來遊走或從事其他活動。

中期	晚期
生活能力繼續下降， 對日常生活事物的處理上變得更為困難。	幾乎完全依賴他人照顧。
• 無法順利出門到達目的地，甚至在家中開始找不到廁所、自己的臥室。	• 行走困難。 • 需藉助輪椅行動，甚至臥床不起。 • 無法坐立、站立。
• 無法備餐，需他人協助。 • 飲食不正常：重複要食情形較嚴重。	• 無法自己進食。 • 拒絕飲食。 • 可能會有吞嚥困難。
• 很難獨自完成煮飯、清潔、購物等。 • 失去使用日常用具的能力，例如洗衣機、冷氣機、遙控器等。	• 完全無法獨立生活，失去自我照顧能力。
• 個人清潔衛生處理變差，如上廁所、洗澡等需要他人協助。 • 無法適當的穿衣或處理衣物，例如天氣很冷時只穿了一件短袖、髒衣服當乾淨衣服穿等。 • 可能會開始偶有失禁的情形。	• 大小便失禁。 • 穿衣無法自理。

針對失智症病程的發展，列出可能會有的行為症狀

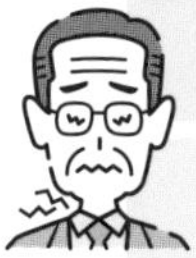

項目	初期 症狀輕微，常常被忽略而延誤就診。
行動能力降低	• 變得不愛出門。 • 對之前從事的活動顯得興趣缺缺。
飲食問題	• 吃過了之後還表示要再吃東西。 • 飲食方面可能需要別人協助。
生活障礙	• 對於複雜的生活功能發生障礙，例如錢財管理出錯、烹調能力下降等。 • 對器物的使用能力下降。例如時常打錯電話等。 • 判斷力和工作能力逐漸減退。
穿衣及個人衛生問題	• 在選擇衣服上顯得猶豫不決。

※ 以上資料來源：邱銘章、湯麗玉，《失智症照護指南〔暢銷增訂版〕》2018，原水文化。

一位出家師父帶著父母來看我門診。母親失智，出現一些幻覺，父親很難接受。看過幾家醫院，用了抗精神病的藥物，胃口變差，行動變慢，又有便秘。幾經轉介來到我的門診。法師出於孝心，又無法侍奉左右，拿出手機找出各個診所開的藥。

我說：「原本的醫師用藥都合理啊。」

法師說：「醫生很年輕，看六、七十個病人。沒有耐心聽家屬說話。」

我耐著性子，解釋照顧者的正確心態及藥物的作用與副作用。30分鐘解開了一些結。這些結真的需要花時間一點一點的解開。面對失智，不是幾顆藥丸可打發的，的確要有更多同理心！

＊

長照中心督導開車，帶我去訪視個案。有八年巴金森氏症的病史，最近又再發展出失智症狀。原本的憂鬱現象一掃而空，反而變成多話，加上一些認知障礙，照顧上反而更困難。居服員到家服務，產生溝通上的困擾，請我幫忙看看。

長者看到穿白袍的醫師，非常有禮貌。檢查使用的藥物，發現有一些可調整的空間。

家屬說：「一般所謂『名醫』，一個診都看八、九十人，慢性病患兩分鐘就把藥開好了。」

我很欣慰有時間好好聽聽家屬的苦，我來到他們家，聊了一個多小時，家屬的心都被暖化了。沒有給付，只有關懷，好美的醫病關係啊！

離開前，老人家起來拿著四腳枴走路，一個人堅強的向前走，我看到一位勇敢樂觀的長者！

目前針對失智症的藥物並沒有辦法阻止疾病進展或恢復已經受損的大腦細胞，但是可能可以使病患的症狀獲得改善或延緩疾病的進行。

在治療上分為藥物治療與非藥物治療，希望透過治療可以增進病患的生活品質，減輕照顧者的負擔。

一、藥物治療

(1) 阿茲海默症的治療

目前治療阿茲海默症的藥物主要是膽鹼酶抑制劑及 NMDA 受體拮抗劑，希望能減緩病患心智功能退化的速度，合乎規定者，健保可以給付。因為病因不同，病變部位也不相同，所以不同的失智症，不見得是用同一種療法。以下列出供參考。

① 膽鹼酶抑制劑：donepezil（例如愛憶欣 Aricept）、rivastigmine（例如憶思能 Exelon）、galantamine（例如利憶靈 Reminyl），主要治療輕至中度的阿茲海默症，可能的副作用有噁心、腹瀉、厭食、頭痛、嘔吐等。此成分藥劑也有貼片的形式，如：憶思能穿皮貼片（Exelon Patch®, rivastigamine）。

②NMDA受體拮抗劑：memantine（例如憶必佳Ebixa、威智Witgen等）。對中重度阿茲海默症較為有效。主要副作用包括頭昏、頭痛、疲倦、便秘等。其他藥物包括抗精神病藥物、抗憂鬱劑等，可用於改善病患的精神行為症狀。

③抗精神病藥物：當病患有幻覺、妄想、攻擊、敵意和不合作等症狀，可給予抗精神病藥物，如：quetiapine（例如思樂康Seroquel）、risperidone（例如理思必妥Risperdal）等。可能的副作用有嗜睡、便秘、血壓降低、顫抖、身體或四肢僵硬等。

④抗憂鬱劑：病患的憂鬱、煩躁、睡眠障礙等可使用抗憂鬱劑來治療，如fluoxetine（百憂解Prozac）、sertraline（樂復得Zoloft）、trazodone（美舒鬱Mesyrel）等。可能的副作用：頭痛、噁心、頭暈、平衡感差等。

(2) 血管性失智症的治療

血管性失智症治療重點，為降低大腦進一步受損的危險性，即預防中風發生。主要針對血管危險因子進行控制，如高血壓、糖尿病、高血脂的治療及抗血栓治療。

(3) 路易氏體失智症的治療

目前只能提供症狀治療，膽鹼酶抑制劑可能可減緩病患心智功能退化的速度，也可使用抗巴金森或抗精神藥來控制巴金森症狀和精神症狀。但是抗巴金森藥物雖然可改善顫抖等動作障礙，但可能使精神症狀增加；抗精神藥物可改善病患精神症狀，但同時可能使動作障礙更加嚴重，需小心謹慎調整藥物劑量。

(4) 額顳葉型失智症的治療

目前仍然沒有任何藥物可以治療或預防，不過針對其精神行為症狀可採用抗憂鬱劑或抗焦慮劑等藥物來治療。

(5) 巴金森失智症的治療

膽鹼酶抑制劑 rivastagmine 可用來改善認知功能的症狀，巴金森動作障礙的部分，仍需繼續使用抗巴金森藥物治療。

(6) 其他因素導致之失智症的治療

可找出可逆性病因，針對病因治療。例如：維他命B12缺乏、甲狀腺功能過低症等。

二、非藥物治療

除藥物治療之外，藉由環境的調整（熟悉的、穩定的、有安全感的）、活動的安排、溝通方式的改變、認知訓練、懷舊治療、光照、按摩、音樂輔療、芳香療法、寵物治療、藝術輔療等非藥物照顧方法，也可幫助病患情緒的維持。

以下簡單介紹幾種常見的非藥物治療類型：

(1) 懷舊治療

成員們組團，到鄉間的一位長者家裡，大家一起包水餃聚餐，我失智的母親也跟著包，她超過二十年沒包過水餃了，拿起餃子皮，母親的技藝還在，只是捏皮的手勁不夠，要幫點忙，母親的手還是很巧。

陪輕度失智老人「包水餃」可以活化記憶。這就是一種懷舊治療。失智長者忘了回家的路，但包水餃的技能複習一下，可能還是拿手。餃子有五皺褶，很好看。誇獎她也跟她學。肯定老人家的的生活價值，也是治療失智的一帖良方。

同樣，陪失智老人和家屬一起學做古早味的炊粿，這也是感應老人家的早期記憶及懷舊生活。

我們去拜訪社區老厝，那裡有一個燒柴的灶，我們買了米與蘿蔔，和大家一起分工合作，把米磨成粉與蘿蔔絲一起煮，要不停攪拌才不會沾鍋。愈攪拌愈濃，最後蓋上鍋蓋蒸，一蒸就要四、五個小時。燒火的柴是用龍眼枝及芒果枝，連衣服都帶有甜甜的香味。

懷舊治療是藉由對過去事物及經驗的回憶而增加病患語言表達、人際互動、改善情緒，進而延緩病情的一種治療模式。透過個人或團體中回想人生經歷的

包水餃

掃我看影片

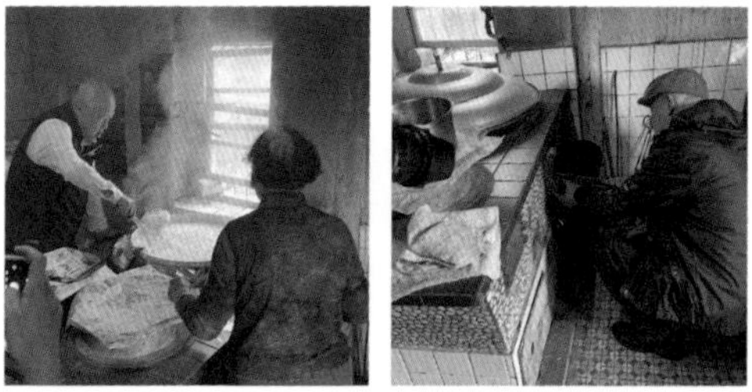
▲ 懷舊治療——古早味炊粿。

過程，鼓勵失智者有組織地回憶、討論並分享過往的人生故事與經驗，以增加自己的信心、自尊，進而減輕憂鬱情緒，緩解症狀。

(2) 音樂輔療

運用音樂本身做媒介來改善失智長者的情緒、促進語言溝通進而延緩病情的一種輔助治療模式。設計音樂活動提供刺激與活動，藉者簡單樂器的使用、歌詞解說等方法提供失智長者正向刺激，延緩疾病的退化。

已經在廟會中打了近三十年鼓的長者，70歲，罹患巴金森氏症，右手顫抖。不能再打鼓，生活變得枯燥乏味。我告訴他可以換別的樂器，結果選中了打鑼，完全沒有影響他的能力。生活又光彩起來。

今天女兒來門診拿藥，我問她爸爸呢？女兒興奮的說，他又去跑場了。

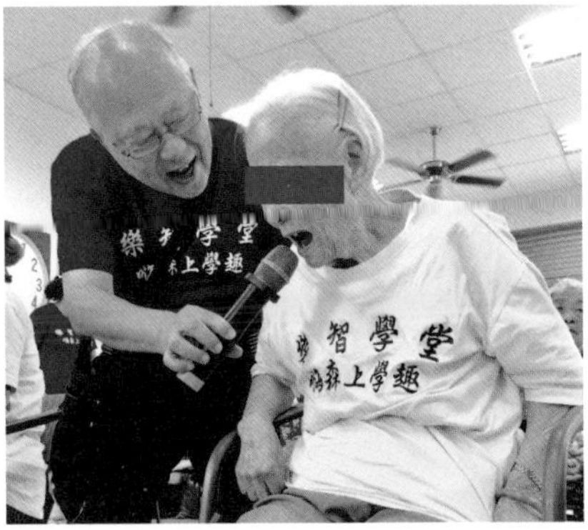

▲ 透過熟悉的音樂互動治療模式，是開啟失智者的記憶之門。

醫者看病，除了給藥治療之外，要去多了解病患的生活習慣，幫助他走出困境，也是造福一件。

*

在台北新店門診，有位失智老太太，她是客家人。我就問她：「妳會唱什麼歌？」

她的客家歌反而不太會，她喜歡唱〈小城故事〉，我就跟她一塊唱。

以後每次來看診，我們就一起唱這這首歌，唱完了，就高興的回去了。

女兒說：「她這一唱完，這整個月都很高興。她每個月來看診一次，唱歌給我聽。」

醫生的施藥施法是隨個案的不同狀況而訂出處置方針的。老人家退化，認知功能是退了，有的時候，失智者認知的東西是存在的。我們若與失智者不熟，就不見得會找出有什麼事物是會讓他們有所共鳴。

音樂是一扇最好又容易接近打開的記憶之門。若是遇到會唱日本歌的老太太，我就打開 YouTube 放出日本歌，讓她願意開口唱或跟著她一起唱，有音樂做為媒介，慢慢一次兩次就能喚醒她的記憶，她會很開心，然後再請她配合做些別的事情時，她就會樂意。

為何會這樣？因為你探索到她還保留的興趣或事物，你尊重了她，她就會尊重我們的作法。用這個例子套用到與失智長者相處的秘訣，身邊的家屬就要更用心去探索老人家還有什麼東西還存在，我們把那個東西拿出來跟他們互動，他們得到了尊嚴，就會願意打開心跟我們一起互動，這樣情緒就會得到抒解並且改善。

(3) 藝術輔療

運用教材及繪畫、拼貼、雕塑等方法與失智者互動，提供豐富的感官刺激及自我表達機會；透過失智者陳述分享這些作品，促進失智

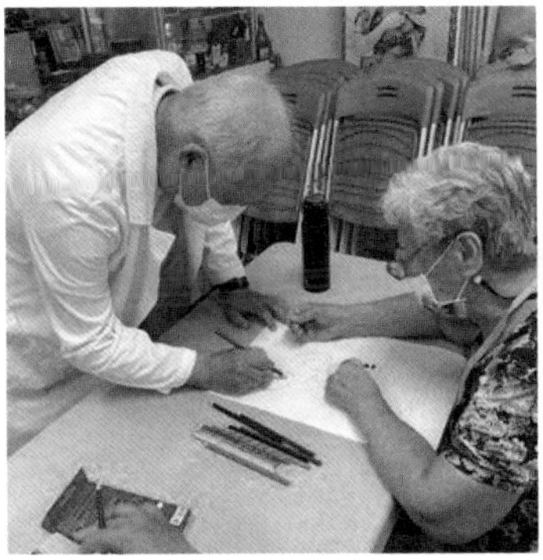

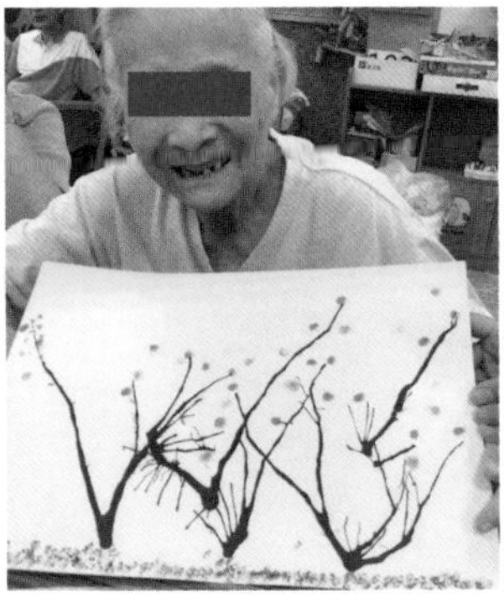

▲ 社區長者的藝術輔療作品。

者的語言表達及成就感；尤其在製作的過程，學員之間相互協助形成良好的人際互動、增進人際的滿足，參與活動的機會提昇，進而減緩退化狀況。

三興村據點我們使用的藝術輔療方式，是拿出一些樹葉當樣本，請老人家在紙上畫那個樹葉，等到老人家熟悉用彩筆加上顏色畫在紙上的動作，漸漸產生信心後，就開始引導他們製作卡片。先請他們把畫的樹葉剪下來，然後用紙做一棵樹幹，讓老人家把他的樹葉貼在樹幹上，他便可以感受到樹葉與樹幹的一種活性。

另外一個藝術輔療的案例，就是到了元宵節，我們讓老人家在燈籠上作畫，而且把很多大花、小花、不同顏色的花、各種盆景，放在他們面前，他們可以隨自己的意願，畫出各式各樣的小花、紅花、大花，甚至是樹葉，然後點綴在一個圓形的燈籠上。每個人的畫作都不同，非常的單純質樸，卻表達出一個「真」。我們將所有燈籠作品掛在教室外的屋檐下，串連的燈讓人感受到過年的氣氛，老人家也感受到是大家的集體創作，而產生一種價值感與凝聚力。

這就是集體由簡而繁而變成一種藝術的過程，老人家一步一步的學，大概四～五次就能做出一個燈籠，變成藝術品。看到自己的藝術品掛在教室的屋簷下，老人家就會很高興，而產生自我尊嚴，這對失智症患者來說，是非常重要的感受。

(4) 認知訓練

運用輔助教具、日常生活器具或其他自製器材、海報等，設計認知活動，幫助失智者動動腦、減緩認知功能退化。過程常搭配結合感官刺激、現實導向活動。認知功能障礙為失智症的主要症狀，而認知訓練的目的便是希望即使在疾病的影響下，長者仍然可以藉由日常活動的重新安排，建立參與活動的習慣，以保持最大可能的獨立功能並面對調適失智症帶來的困擾。

女兒帶著母親來看我的門診，女兒說：媽媽把馬鈴薯當成蘋果，用嘴咬著吃，還把馬鈴薯的皮吐出來。馬鈴薯沒洗過，他們發現了，都覺得很難過。

女兒想到一個方法，切了一盤水果，放在冰箱最明顯的地方，媽媽若想要吃水果，打開冰箱就能看到。她說這個方法很有效。

對於失智的老人來說，他的行為是他當時認知的感覺。發生了錯誤，家人不要緊張，要能理解他的現況，給予有智慧的轉移處置方法。

照顧失智老人，就如同照顧一個兩三歲的小孩。小孩爬上桌子會亂拿東西、亂吃東西，我們就會把能吃的東西放在安全的地方。同理心，失智老人亦當如此對待。若用這樣的心態，你會發覺跟老人家相處，就如同與一個可愛的老頑童一起生活。

*

母親的聽力差很多，幾乎無法抓住你說的話。若是用白板寫下來，她一看就懂，會跟著唸出來。

我白板寫「雞湯」，母親會立刻說出來，我再把雞湯端給她，她一面唸、一面就喝下去，隨唸隨喝，一碗湯就這麼喝完了，白板神奇功用，真是妙哉，關鍵是用詞要簡單、明白。

喝雞湯

掃我看影片

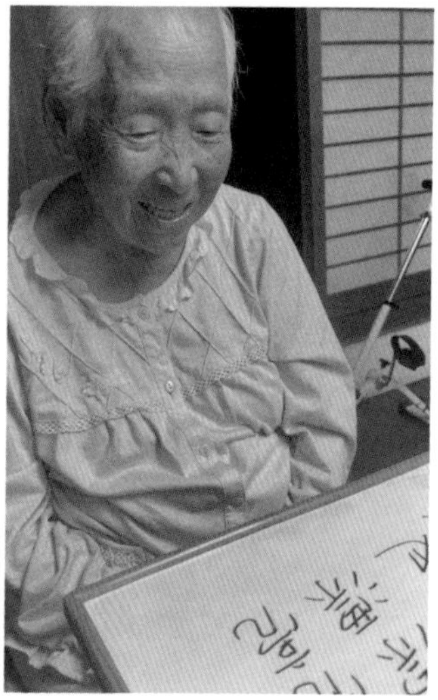

▲ 曹奶奶白板認字與溝通。

綜合以上，非藥物治療的目的在於透過合適的活動引導及鼓勵失智者盡量發揮能力、維持自我興趣及最大生活自理能力，也能改善失智者精神行為症狀，搭配持續性醫療，更能相輔相成。

※ 以上資料來源：台灣失智症協會。因網站內容時有更新，最新資料請上網 http://www.tada2002.org.tw/About/IsntDementia 查詢。

♡跨科合作的共老團隊，幫助失智家庭全家全人照護

大林慈濟醫院失智症中心跟老年醫學科合作，希望失智長者若因感染住院，可轉由老年醫學科照顧。該醫療團隊都配戴著很大又醒目的名牌，讓長者能夠一眼就叫出他們的名字；病房內又有一些益智的玩具可以跟長者互動。這樣對失智者的友善設計，暖心又用心。

同樣在病房的護理人員也懂得如何照顧失智長者，護理同仁會理解失智者的行為，有耐心、愛心與同理心，就像在對待2、3歲的小孩一樣。這樣溫馨友善的醫療環境，自然也能療癒身心疲累的家屬的心。

失智症中心也跟老年醫學科合作，每兩個月舉辦一次聯合討論會，與失智症病患及照護家屬分享如何正確使用失智藥物、用藥時機、

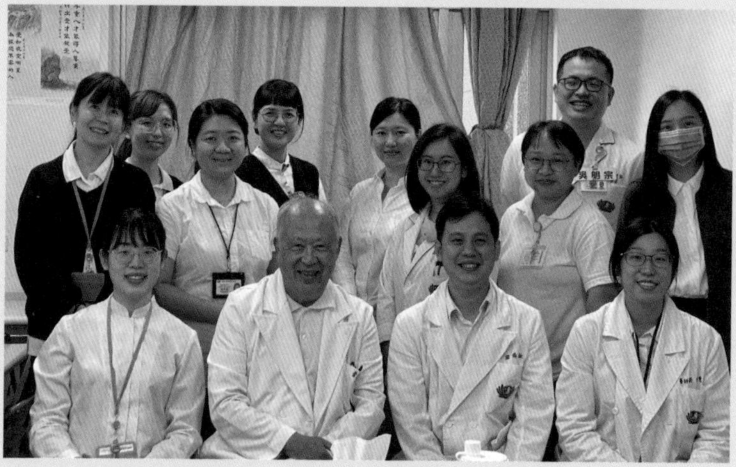

▲ 失智症中心與老年醫學科團隊跨科討論會合影。

如何申請失智者的福利，以及出院後「居家醫療」的服務，真正做到在家與住院的全人全家照顧。

失智者平常在家不方便來醫院，我們就到家服務；若是感染或是急性譫妄，我們會安排住院，住進老年醫學科，大家共同照顧。待病情穩定，回到家，我們再去居家關懷。若到臨終時刻，家屬同意，我們也會安排居家緩和臨終照顧，讓失智長者能尊嚴的在自己的家中善終。我們還會結合社區醫療資源，包含居家護理所的護理師，形成一個愛與關懷的社區照顧網絡，而這個網絡，需要大家齊心勤灌溉。

PART 2

如何照顧失智長者，曹爸教您這樣做！

「情人，情人，我怎麼能夠忘記那，午夜醉人的歌聲」、「多少蝶兒為花死，多少蜂兒為花生……」

這是母親年輕時唱的歌，好美的意境，都深植在我的記憶裡，如今隨著對母親的思念，又把它喚醒，原來這就是母親留給我最珍貴的寶物。

18 歲就生下我的母親是有福的人，92 歲的失智老母親，有個 74 歲的老兒子照顧著。老兒子懂得「老」的味道，老母親就會像嬰兒般天真喜悅的活著。她活得輕安，走得自在，留下的盡是歡笑的記憶。

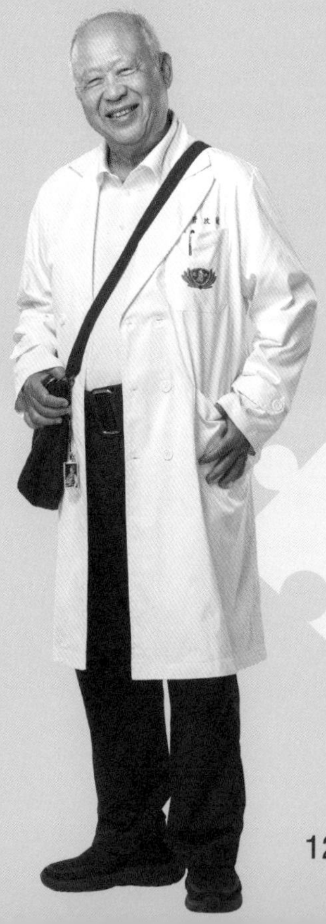

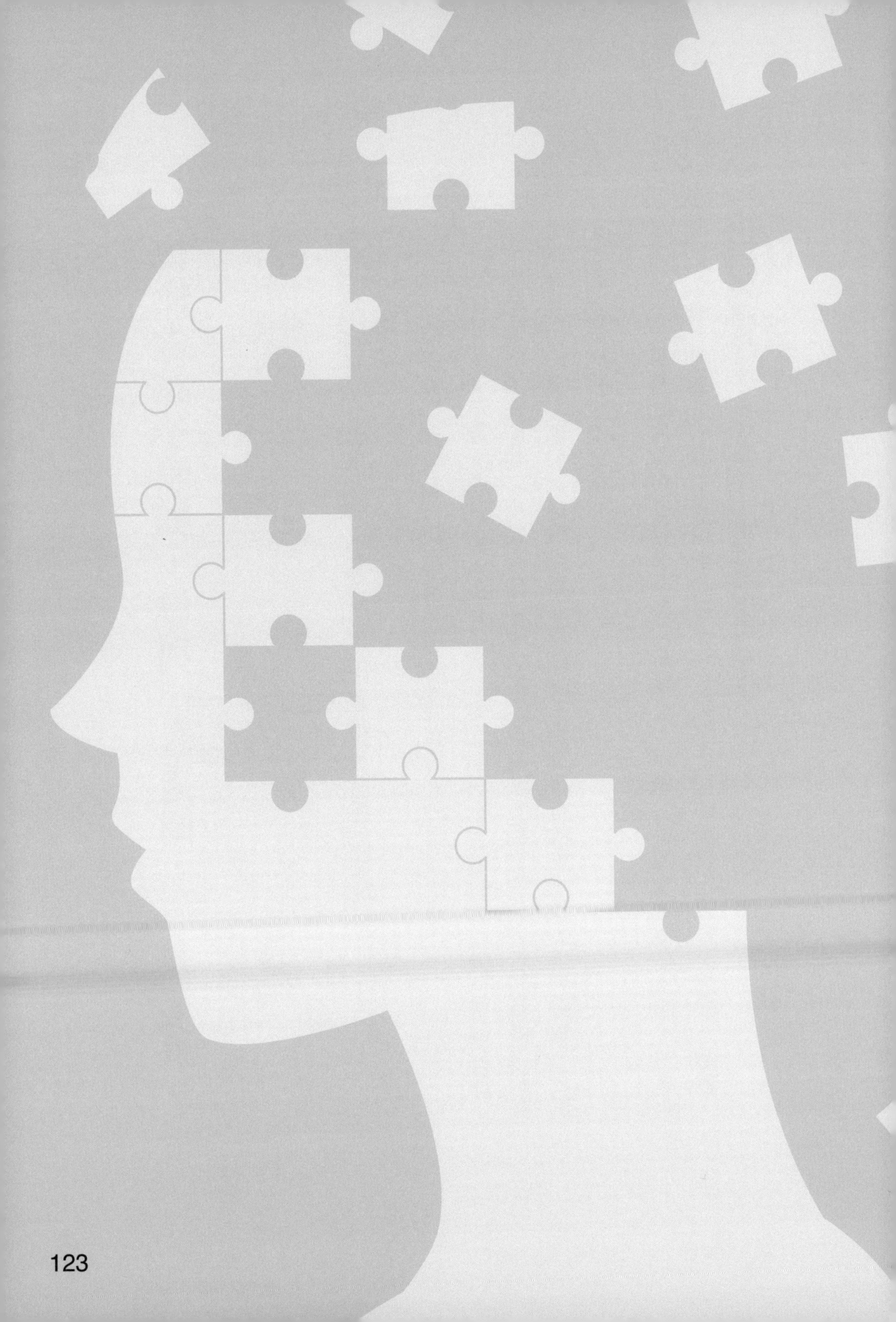

第一章——把他當孩子照顧，但別一直逼問：「我是誰？」

用照顧孩子的心情，是甜蜜的負擔也更有警覺心

照顧失智者，是一條漫漫長路，需要有過人的體力與耐力，尤其面對失智長者的記憶一點一滴隨時間消褪，家人及其照顧者都需要具備正確的醫學知識，才不會有太大衝擊，也較不會無所適從。但其實照顧失智長者若能轉換用照顧孩子的心情去面對，就可能有不同感受，因為我有機會照顧失智的母親，我更知道自己將來要怎麼活！

我失智的母親於二〇二一年七月離世，但她的笑容永遠留在人間，留在我心中。回憶之前與母親相處的日子，我花了大把時間陪她說笑、唱歌，嬉戲。她像兩歲的孩子似的，無憂無慮的過生活。

有一回，居家醫療探訪回到家，晚飯前叫母親起床，發現復健褲裡有大便，看護幫她洗個澡及洗頭，母親不喜歡別人碰她身體，坐下來吃飯時心情不好，跟她說說話，逗她開心，等情緒緩和後，還是願意把一碗蒸蛋吃完。其實順著她的心，失智老人還是很可愛的。

許多人在網路上看過我分享與失智母親互動的生活點滴影片，不論是陪伴母親聊天、唱歌、看電視、玩球、讀報認字等等，或許在別人看來是平凡無奇的日常，對我來說卻是珍惜感恩、含有溫度的情感。

從事失智照護臨床數十年，來到診間求助或是居家醫療接觸的個案家庭背後，都有不為人知的辛酸史；當年發現85歲的母親生活開始無法自理，退化症狀逐漸嚴重，母親也變成失智病患，我更能深刻體會家屬所承受的勞煩與壓力。我把自己當作「母親的母

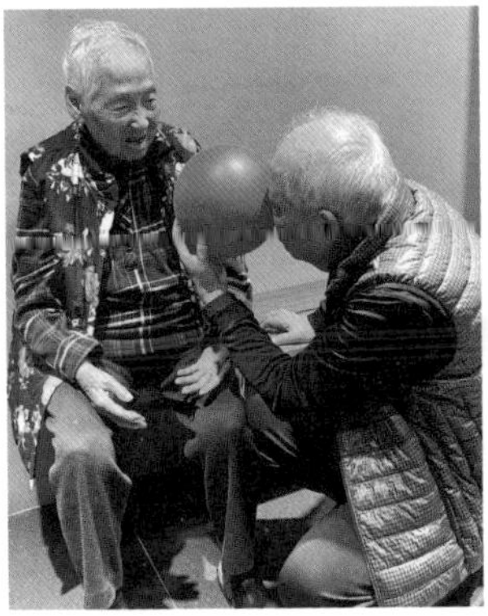

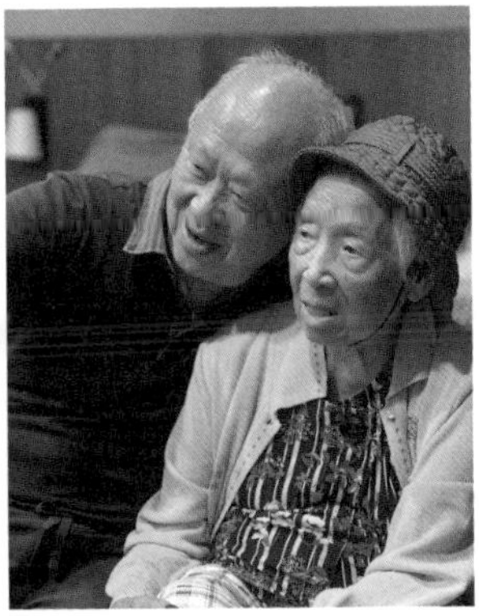

▲ 輕鬆自在和「老小孩」玩，她會很開心。

親」，反過來把母親當成「老小孩」般照顧和陪伴她一起玩，例如帶著母親唱一首她熟悉的「小小羊兒要回家」，我帶頭唱、她就跟著和聲，拍手唱著母親熟悉的童謠和老歌，有時她能跟著哼唱幾句：頭腦清楚時，反應速度就會快一點，有時又會變遲鈍。陪她說說話，她也一樣很開心。母親聽懂幾句話，例如：「您叫什麼名字？」、「今年多大了？」、「您是哪裡人？」輕鬆自在的相處，這個「老小孩」心情愉快，回報我們的自然就是笑容滿面。

然而在照顧「老小孩」的日常生活，我們也要懂得觀察留意一些生活細節，例如吃飯不想用筷子夾、喝湯不愛用湯匙、希望別人餵食；再例如說話和動作比以前遲鈍，若有出現一些如前面章節所提的10大警訊或異狀，就要有高度警覺，帶他們去醫院就診找出原因。

小小羊兒要回家

掃我看影片

因為我深刻體悟，子女照顧高齡父母，絕不可能像新手父母照顧新生寶寶那樣機靈敏感、小心翼翼。照顧新生兒，父母會思考「寶寶為什麼一直哭不停？」想趕緊找出原因、解決困難，但換作照顧年邁長者，縱使父母出現身心衰退的症狀，也可能只是把這些身體異狀或是行為異常，當成是老化現象，反而輕忽了這些身體警訊，以致可能會讓病情加重。

記得有個晚上陪母親吃飯，察覺她筷子拿不穩、手會顫抖，我用筷子夾菜餵她，她張嘴不夠大；量她體溫沒發燒，說話時笑容不燦爛；加上這兩天觀察她走路步履蹣跚，懷疑可能身體不適，於是直接帶去急診室，檢查結果是泌尿道感染，輕度脫水，需要住院治療。

母親曾多次因泌尿道感染住院治療，因為小便失禁，穿上紙尿布，尿道感染的機會就高了。尤其當症狀是發炎、沒發燒時，得更用心觀察一舉一動，例如走路動作是否比平常遲緩、飲食有無異常等來判斷。重度失智的老人跟兩歲的孩子似的，並不會主動表達身體不適。

失智者忘了自己的身體狀況，不會煩心，但會把心思轉移到照顧者家人身上。照顧者笑，她們就笑。照顧者愁，她們就愁。因此陪伴失智長者就醫也需要智慧。一般人就醫尚且徬徨不安，何況是失智長者，只要有一個她熟悉信賴的人在身旁，她就像嬰兒看見父母親一樣，她就能安心的接受醫療！

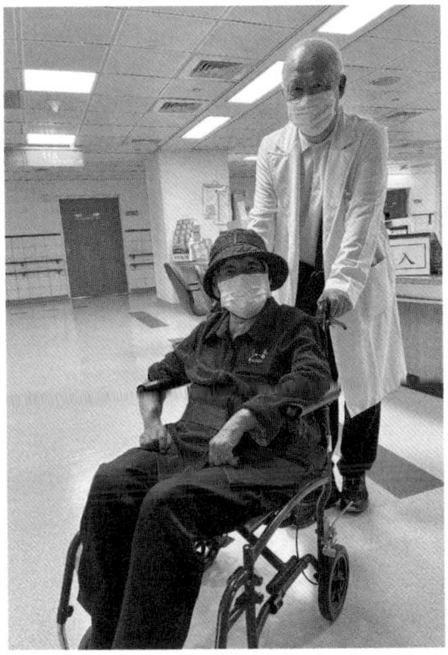

▲ 最好有熟悉失智者的照顧者陪伴就醫。

有個80歲阿嬤，兒子陪同看診，說阿嬤忘東忘西，不停買水果，水果壞了，還買！

阿嬤一個人住，兒子會回來陪她吃晚飯。但白天獨自一人在家，沒有講話的對象。阿嬤自己去菜市場跟果菜攤老闆買菜聊天，變成一天很重要的事。順便就買了水果，放進冰箱，沒留意，就再買。

兒子只覺得買水果的行為不對，沒有探索阿嬤為何愛買水果。阿嬤其實是想要找人講話，傳統市場成了老年孤獨阿嬤唯一的活動中心。離家近又熟悉的環境，還能花錢，阿嬤覺得自己是一個有用的人。但兒子回家看

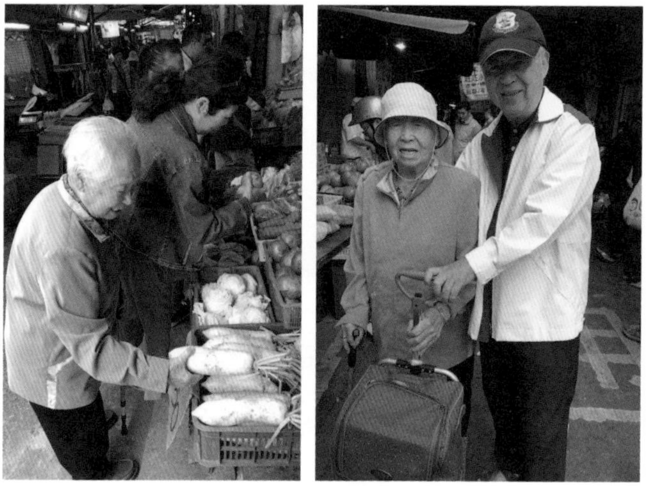

▲ 陪伴失智長者上市場買菜，讓她覺得還是有用的人。

到壞了的水果就生氣嘮叨，打擊了阿嬤的自尊，阿嬤就會反彈，行為開始激動。就像父母管束十幾歲的青春孩子，不探索孩子發育時的行為，只用自己的認知要求對方，就會造成雙方的磨擦。

許多失智長輩會出現情緒化的衝突反應，往往是因為「尊嚴」被忽略，而所謂尊嚴，就是讓失智者保有對周遭環境的認知，減少「被忽視」的感受，並且要有信賴的人陪伴在旁。

父母老了，認知功能也退化了，是需要有人在旁協助照顧，若能讓她執行一些往常可以做的功能，生活就有尊嚴；更何況若她一個人獨立生活，所做出的行為、說的話，自然有她的原因。做子女的要改變心態，認真的去探索。這個探索，就是父母留給子女最寶貴的資產。

當我們健康的時候，想做什麼，就做什麼；當有腰酸、氣喘的時候，身體就會告知主人（**大腦**），我們就會找時間休息或是找醫師治療。

但當我們失智了，主人（**大腦**）就不管用了，家人就變成了我們心（**身體**）的主人，跟原本的主人產生爭執，這顆心就亂了。然而心（**身體**）也已經衰老，禁不起兩個主人操弄，就停擺了。

照顧失智老人其實比照顧一個嬰兒還要費神。除了關照他的行為，還得考量他的身體支應狀況，這是一門大學問。

照顧者配合角色演出，就不會內心糾結

失智是腦細胞被侵犯而慢慢退化，不斷去刺激也沒有用，只有增加他的自卑感。老是問他：「我是誰？」，當他認不出人來時，身邊的人就跳出來給答案，還要一再強調複習，看似加強記憶，但對失智長者反而會感覺到被否定而出現失控的舉動。

其實失智老人很可愛，但要懂得他們心裡怎麼想。失智老人常常答非所問，前言不對後語，錯認家人，以致講出情緒話，若能理解，就無須動氣，照顧者可以試著用演戲的方法，把自己當導演，配合扮演角色，用這樣的思維，

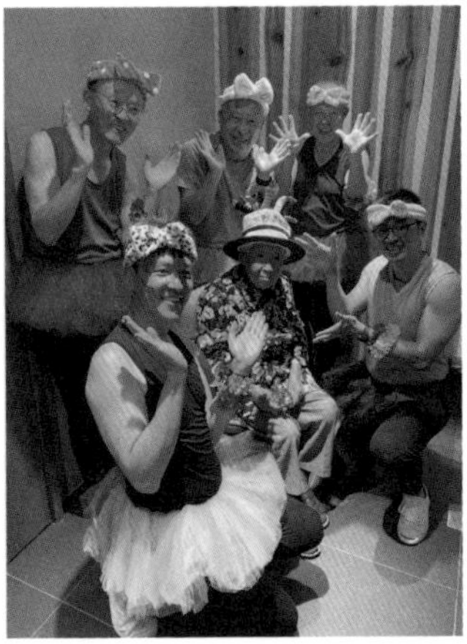

▲ 全家人為母親扮演天鵝湖造型展開歡樂的派對。

就不會內心糾結痛苦。

我的母親在92歲高齡走了，隨著時間慢慢沉澱下來，我也是一個老人，我把在失智母親身上學到的一些照顧模式，轉換對於一般家庭裡的失智老人照顧，有更務實的經驗，也較容易找出問題的癥結。

另外我也開始運用我的醫學專業，尋求與號召社會資源，與熱情有心的在地企業團體與志工，凝聚社區照顧的力量，共同規劃托老服務，已經不光是從照顧母親的角度思維，而是積極致力在社區更廣大失智家庭照顧的推廣。

所以如果現在問我照顧失智母親有什麼心得，其實就好像做了一場夢，夢醒過來，終於讓母親很輕鬆的走完一生，然後我放下這個擔子，又覺得好像又有一股力量在身上，可以為更多的失智家庭做多一點更務實的服務。

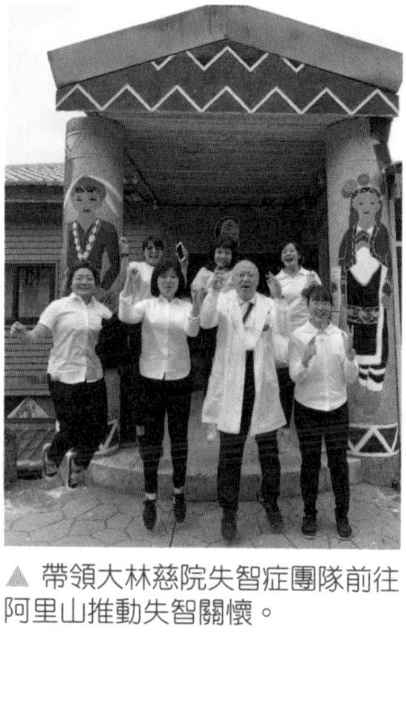

▲ 帶領大林慈院失智症團隊前往阿里山推動失智關懷。

第二章——

超越認知障礙的生活照顧法

動動腦1　記憶保養照顧法

因為失智者對許多事物可能已失去正常的判斷，或需要更長的時間思考，身邊的照顧者有時基於保護失智者的考量，或是避免麻煩，往往會替失智長者決定一切事物，反而減少了失智長者動腦思考的機會，如此只會讓失智情況越往嚴重的方向邁進。

一、陪他說說話、看電視聊劇情

母親失智後，有時精神較恍惚，我會捉住時機陪她說說話，讓她練習講話。和母親說話，我都會大聲的說，找她有記憶的東西說，比如說地名或喜歡的食物，邊觀察她的反應，希望保有還存在的記憶。也會在晚餐後，陪母親看電視，聊聊劇情，隨著劇情起伏，她的精神就來了；母親愛看武打片，動作大，聲音大，重覆看都新鮮；也喜歡聽電視裡嬰兒的笑聲，總是非常專注的看著，一面看一面跟著笑。母親一笑，整個屋子的空氣都新鮮了。

失智者對自己的狀態可能會有孤單、挫折與不安感，如果照顧者可以多些陪伴，不但可減緩這種不安感，還可以常常帶出「失智」長者的笑容，也能強化與人互動的意願。

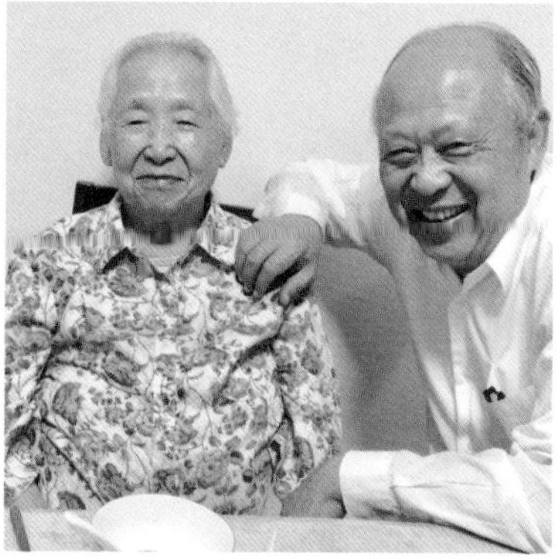

▲ 每天陪伴母親吃飯是人生中最自在快樂的時光。

二、運用白板寫字認字、讀報紙標題

失智者願意與人互動，就是最佳記憶保養的狀態。照顧者可以運用工具如白板、書報等寫字，幫助失智者認字，或是帶領失智者讀書報認字。

讀報紙

掃我看影片

每天早上吃過飯，我會陪母親輕鬆的讀報，翻一頁，讀大標題，讀完再翻一頁，翻回來又重讀，當許多字認不出來時，她會笑著說自己笨，實在笨得可愛。舉例如果版面標題是「公園裏的理髮師」，我就引導她唸出來，然後我就藉著這個主題和母親展開對話。經常對話之後，就能有默契掌握她想表達的內容，這樣的溝通互動，她就會很開心。

▼ 每天早上吃過早飯，陪母親讀報。

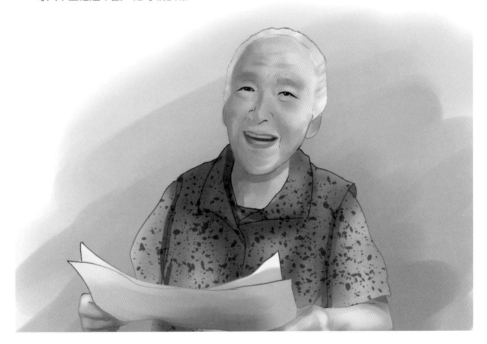

失智的母親回到孩提心境，用另一種樣貌和兒子相處；身為兒子的我，則以照顧天真無邪孩子的心，陪伴及引導母親保養記憶。這樣的照顧陪伴，讓我見到母親的心是開朗的、是「空」「明」的，她的笑更是那麼「純」「真」。這些讓失智者開朗又能保養記憶的照護方式，我實際運用在照顧母親的點滴中，也提供失智症照顧者參考。

三、記憶拼圖遊戲

這個拼圖遊戲是一個空間感的訓練，初期用簡單的拼圖，甚至是方塊圖型，讓失智長者慢慢學習熟練後，我們再進階把方塊拼圖複雜化。當然複雜化後的拼圖，拼錯的機會變大，所以在拼圖的時候，要有人在旁邊輔導，這樣的話，不光只是讓失智長者

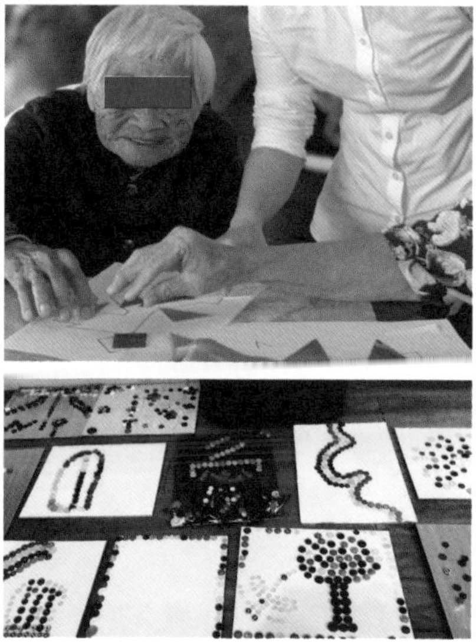

▲ 拼圖遊戲益智動腦也有助人際互動。

自己拼圖，而是希望有人陪著他一起完成任務，「陪伴」的意味在其中。

拼圖完成後，就如一幅畫作，還可以幫他把這個作品裱起來，對老人家是一種榮譽感。簡單的事情可以讓他自己做，複雜的事情就陪伴他一起做。另外要隨時注意的是，如果過於複雜的任務，老人家試一、兩次若做不成功的話，就不要再勉強，可以嘗試不一樣的任務。總之若選擇存在一些功能的方式，老人家可以配合得來，他願意做，也才會有所進步。

動動腦2　消費行為照顧法

失智並非什麼事都無法自理，也不是一夕之間會把所有以往熟悉的生活全然忘卻，因此不要一味認為失智長者只要乖乖待在家裡就好，建議照顧者不妨嘗試陪同失智長者一起外出購物，並給予長者適度使用金錢及維持消費的的彈性空間，減緩與社會完全脫節的時間。

一、買雞蛋

我希望維繫母親與外界互動的能力，試著教她如何買雞蛋，例如請母親幫忙去附近商店買回來10顆雞蛋，透過買雞蛋買賣交易的過程，母親就有機會跟別人說說話、多一點互動，也讓她還保有數字與金錢的概念。

二、消費行為練習

母親的失智，是從輕度轉到中度，甚至於最後到了重度。身為兒子的我在旁邊陪著她生活，但我還有醫院的工作，無法24小時陪伴，因此我們請了一位外籍看護。我跟太太說，外籍看護是媽媽的貴人，就是我的貴人，所以我們對外籍看護非常的尊敬，因為我們的尊重，她也以非常親切的對應方式回饋我們。

白天我上班的時間，每到中午，看護就會推著輪椅

買雞蛋
掃我看影片

散步教學
掃我看影片

飯後散步
掃我看影片

帶著母親，到附近的便利商店買午餐，母親在便利商店裡一面吃著午餐，一面看著店裡進進出出的人，反而覺得非常有趣，常常不知不覺一整個便當都吃完了。

我們把中午吃飯的這個任務，完整交給了看護，她也可以在便利商店找到她想要吃的食物，甚至可以和母親分著吃，所以每天中午在我家附近，可以看到一個老老的老人家跟一個陪在旁邊照顧很熱心的看護，一起活躍在便利商店，可能會在全家便利商店，或是在 7-11 便利商店，這是中午的美好風景。吃完中餐，她們會到旁邊的公園，吹吹風、曬曬太陽，看著孩子們溜滑梯、玩耍。

失智的母親雖不是全然由家人照顧，卻能夠在一個很有愛心的看護陪伴照顧下，在社區裡，活得非常自在、正常。

這些日常生活的點滴，只要用心，都能夠與「失智」老人家互動，而且挺有趣味的。

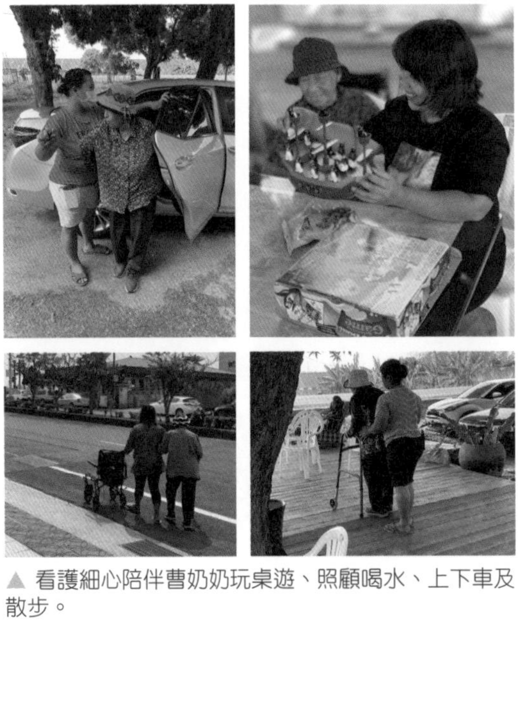

▲ 看護細心陪伴曹奶奶玩桌遊、照顧喝水、上下車及散步。

睡 提升睡眠品質照顧法

缺乏活動、減少思考，大腦、小腦的運作降低，可能讓失智長者白天昏昏欲睡，到晚上卻睡不好、睡不著，甚至有驚醒、夜遊的狀況發生。如果一夜睡得好，早上精神就會特別好！

我叫醒母親起床的方法很特別，母親起床前，我總是先跟她說說話，拿麻將放在枕頭上跟她玩，重度失智的母親，一萬、六萬、八萬，麻將數字都還認得出來，但「條」「筒」就叫不出來，我的麻將是母親教的，以往逢年過節會陪她打，所以藉由她熟悉的麻將，讓她手摸麻將，有種安定的感覺，再陪她說說話，笑容也就出來了，她就歡喜的起床了。

起床之後我會陪同母親吃完早餐

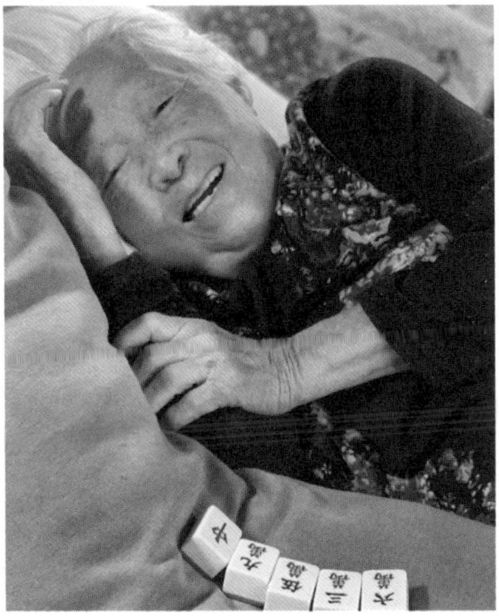

▲ 一夜睡得好，精神特別好。

麻將起床法

掃我看影片

再去上班，雖然老人家的睡眠時間不太固定，有時七點起床，甚至到八點，對我來說，時間壓力當然很大，但原則上就是不打擾她睡眠，讓她自然醒，從規律與否也能觀察她的身體狀況有沒有異常，中午再請看護陪她走到附近超商，挑選她明天想吃的早餐，藉由外出採買也讓她曬曬太陽、有機會讓身體活動一下。

一、把握好天氣，出門透透氣、曬曬太陽

門診中有家屬來為父母親拿藥，提及疫情肆虐，日照中心都停課了，老人家在家生活不規律，認知能力更加退步，我告訴他們如果有好天氣出現太陽，一定要把握時間在上午及黃昏時段陪老人家就近在家門口或附近散散步，曬曬太陽，調整他們的生理規律。二、三十分鐘的出門透透氣，對老人家的睡眠也有很大的幫助。

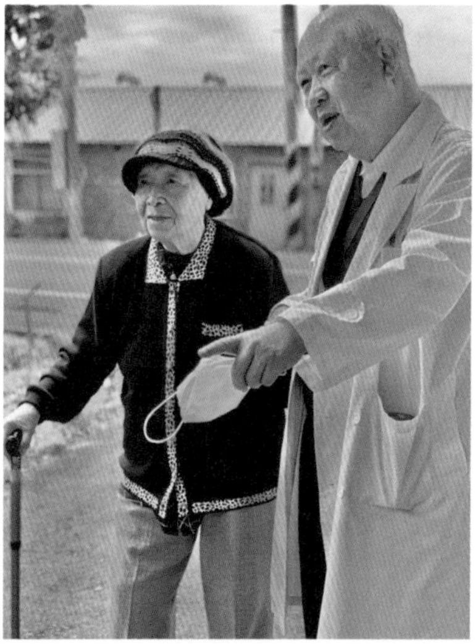

▲ 星期天上午陪伴母親在中正大學散步曬曬太陽，活動筋骨。

二、早午晚三段式，規律生活起居用餐

失智長者最大的問題在於減少對周遭事物的注意力或失去興趣，可能會在電視機面前睡著，或在客廳頻頻打盹，因此在一天的時間裡，會斷斷續續的打瞌睡，換言之會把一天的睡眠時間都充足了，反而到了晚上顯得精神旺盛，可能會起床到處遊走，嚴重更會干擾到其他人，讓照顧者產生困擾。

如果把失智長者的白天生活做一個規律化的安排，好比說早上起床吃個早飯後，就帶她出門曬太陽；下午午覺起來，也可以再出門曬太陽，哪怕只是三十分鐘，都會讓長者在出門時看到不同的景象，可以刺激大腦，而不會讓腦筋處於呆滯狀態，便容易產生睡意。

晚上時，家屬或是照顧者陪伴吃飯，讓長者使用筷子吃飯，能夠訓練他的注意力，一頓飯陪他吃一個多小時都值得。吃完飯可以一起唱唱歌或是陪她泡泡腳、看電視聊劇情，如此

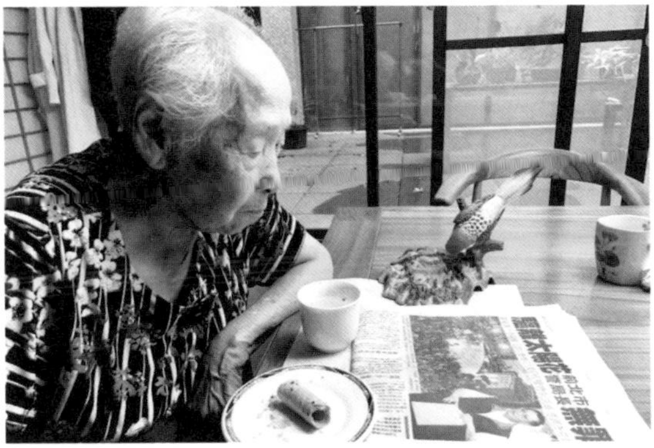

▲ 下午時段可以陪伴長者吃喜歡的點心或下午茶。

一天下來，或者陪她出門在附近走走，順便訓練講話。人腦退化了，失去日子的節奏，精神就更散亂了。有三段式的生活作息，可以讓長者的生理時鐘得到規律的調整，晚上的睡眠狀態自然就會較穩定。我的母親就是用這樣的方式，所以她晚上一直睡得很好，也不會打擾到我和我家人及看護的休息。

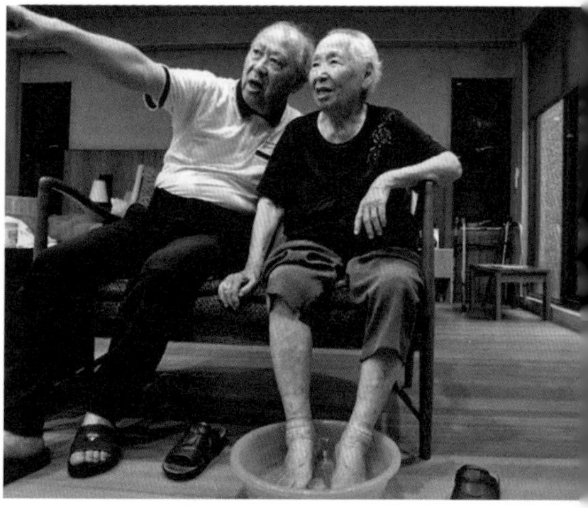

▲ 晚飯後陪母親泡泡腳、看電視。

三、有必要求助醫師，搭配正確用藥

失智長者如果腦部退化到額葉，節制力會降低，也許容易疑神疑鬼，或三更半夜不睡覺，若情況嚴重干擾別人，可以求助專科醫師、在醫師和家屬充分溝通之下，可透過正確用藥，來調整患者情緒，改善睡眠品質。

食 快樂飲食照顧法

尊重長者選擇自己想吃的食物，刺激他的認知能力，可以將餐點煮得較柔軟，特製較軟的食物，甚至磨碎成泥，鼓勵長者自己進食，並與長者同桌用餐，維持社交，就是對失智者最友善的進食方式。

一、吃喜歡的食物

當人失智了，可能不知道什麼東西是營養的，他可能只想吃還記得的食物，以及好咬的、好吞嚥的東西，像母親就喜歡吃布丁、蒸蛋、蛋捲和冰淇淋等。

二、心情愉悅的用餐

母親喜歡去人多的地方，最好是有小孩的餐廳，看著鄰桌的小朋友，給她吃什麼都是香的。我喜歡帶母親去麥當勞的兒童區，為她點一份魚漢

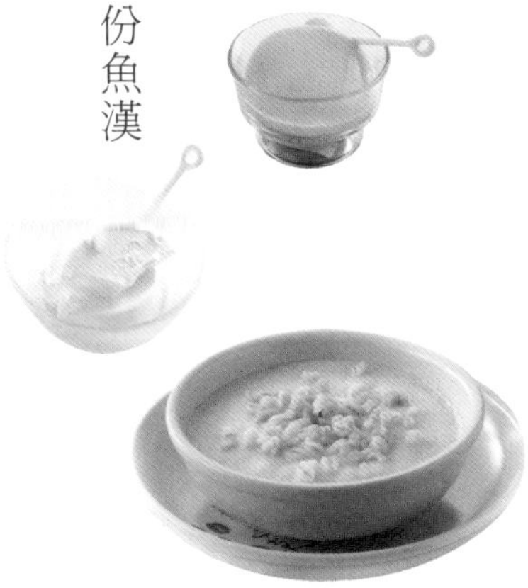

堡，一份薯條，一杯玉米濃湯。她一面看著小孩在玩遊戲，一面吃著漢堡，一面笑一面吃，心情好、吃得下，比什麼都重要。再例如推著坐在輪椅的母親到全家便利商店，買一個布丁，陪她坐下來，一面吃一面看著進進出出的各種人物，那也是母親吃東西很愉快的去處。

總之要讓失智長者吃得愉快。愉快的心情，自然讓胃口好、消化好。天天能開心的吃飯，就是最好的營養。

三、輕鬆自在的用餐

母親喜歡吃花生，我就給她吃帶殼的花生，讓她用手去剝，練她

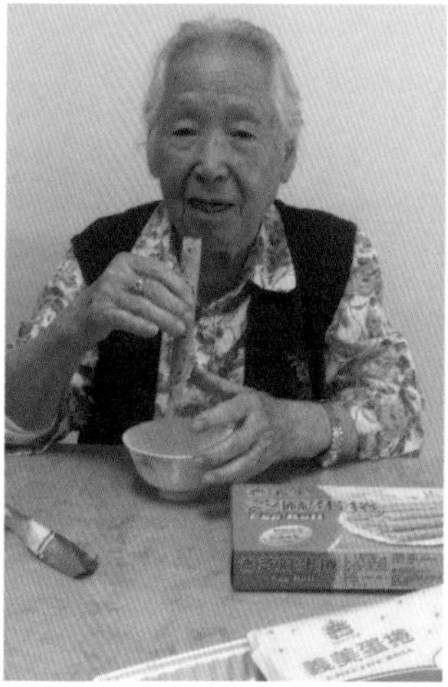

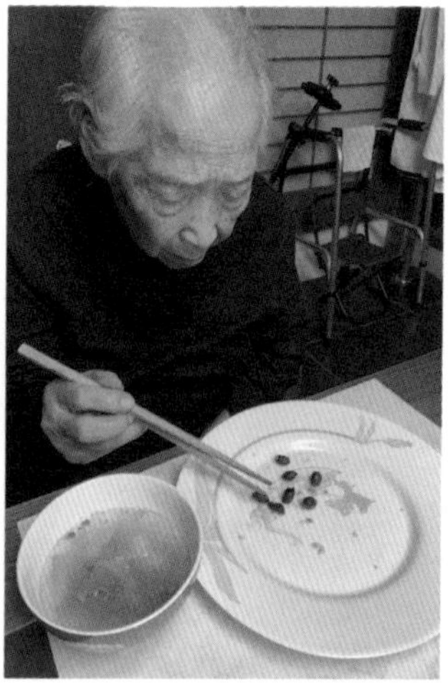

▲ 準備長者喜歡吃的食物，用筷子夾花生、用手拿蛋捲，可訓練手力及咀嚼力。

剝花生

掃我看影片

的手力，還有咬力。有時我把花生剝好放在盤子裡，讓她用筷子夾著吃，維持她使用筷子的功能。她喜歡吃蛋捲，早上一面看報紙，一面吃蛋捲，不知不覺義美蛋捲一包四個都吃完，吃得滿桌滿地都是，她會用餐巾紙把桌上的蛋捲渣收集起來，雖然不一定清得乾淨，但這種清理環境的習慣一直維持著。我們都會在她離開位置後，才再清理地面上的蛋捲渣，維持她的尊嚴。

四、與家人一起共餐

吃飯時我隨時準備一把乾淨的剪刀，把食物剪成一小塊，正好是筷子夾得起來的大小，一口一口咬定。這樣母親就能與家人一起共食，一起聊天，一同享受吃飯時的天倫之樂。

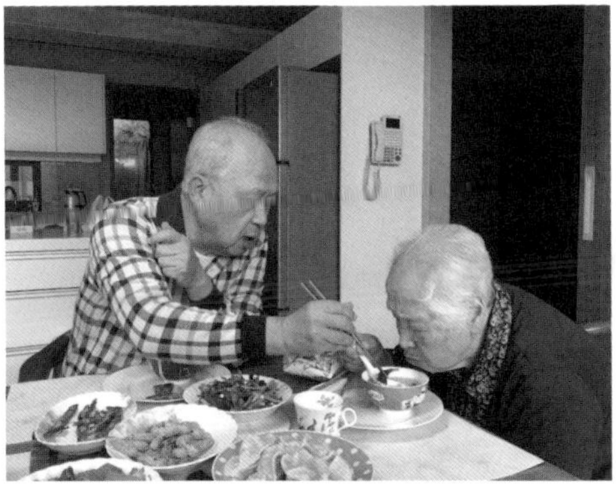

▲ 輕鬆自在地陪伴母親用餐。

這樣吃，讓大腦變年輕

失智症可以靠飲食預防嗎？結合「地中海飲食」及「得舒飲食」的「麥得飲食」，是強調透過飲食的選擇，增加細胞抗氧化能力、抑制發炎反應，有效延緩神經衰退及認知功能退化速度。研究發現，愈認真執行麥得飲食，提供腦部良好的營養素，就更有助於活化腦細胞。

全穀雜糧類

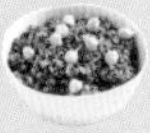

糙米全穀類含有安定神經的維生素B群，建議每日至少攝取3份全穀類。在家煮飯可以糙米：白米1：2的比例去煮（1杯糙米＋2杯白米）；在外面用餐，其中一餐選擇有供應五穀飯的餐廳用餐，或點選提供雜糧飯的餐盒。

全穀類豐富的維生素B也有助身體代謝發炎物質「同半胱胺酸」，減少腦細胞、神經細胞的損傷。

深綠色蔬菜

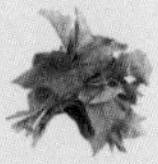

建議每週至少6次，每天至少吃半碗深綠色蔬菜，如地瓜葉、青花椰、青椒、紅鳳菜等。深綠色蔬菜提供豐富維生素A、葉酸，能預防記憶力及思考能力衰退。

其他各類蔬菜

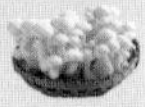

每天至少吃1次沙拉和1種深綠色以外的蔬菜，如菇類、彩椒、番茄、筍子、海帶、茄子等。橘黃色、紫色蔬菜富含類胡蘿蔔素、葉黃素、茄紅素、花青素等植物性化學營養素，對於預防腦部功能退化功不可沒。

豆類

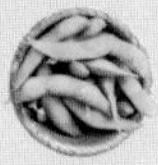

建議每週至少3次，包括黃豆、黑豆、毛豆都富含蛋白質，沒有膽固醇，且含有纖維，除了有助抑制發炎反應，也補充卵磷脂，都能達到活化腦細胞的效果。

魚類

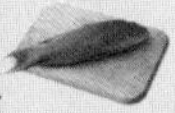

魚含有豐富的EPA及DHA，將魚煎熟食用會破壞魚油的營養，建議改以蒸、煮方式烹調，保存有效成分有利人體吸收利用。

素食者可以選擇煮飯添加亞麻籽，或飲食中混拌亞麻籽油，每週吃2次以上昆布、海帶、紫菜等海藻類也有助提供腦部良好營養素。

雞肉

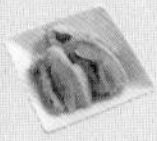

建議每週至少食用2份（約2兩）不帶皮的雞肉，是低脂肪的優良蛋白質來源。

■ **堅果** 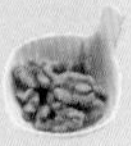

建議每週至少5次，每次約一湯匙堅果類的杏仁、花生、核桃，維生素E含量高，能防止腦內產生過氧化脂質，守護腦細胞，預防過度疲勞、延緩腦的衰老。

■ **橄欖油** 

以特級初榨橄欖油和亞麻籽油為主要食用油，可以獲取抗衰老營養素w-3脂肪酸和維生素E，能防止認知能力衰退。

※資料提供：大林慈濟醫院／黃靖琇營養師

衣　穿脫衣物照顧法

許多照護者避免麻煩，幾乎會替失智長者直接穿脫衣物；為避免尿失禁造成清理困擾，直接替失智長者穿上紙尿褲。但其實在長者還有行動能力時，照顧者只要從旁協助或指引，還是有些方法可以讓他維持自行穿衣及如廁的日常生活，也能降低他的挫折感，不必樣樣事都得依賴他人。

[穿衣] 選擇樣式簡單、容易穿脫

家屬或照顧者首先留意當時氣候狀況，上衣選擇寬鬆可直接套上或綁帶、黏貼式、少鈕扣的上衣；褲子則可選擇褲頭是鬆緊帶款式、褲腳較寬鬆開口，按平常穿衣順序固定位置擺好即可；如要出門，外出鞋同樣選擇穿起來舒適、可直接套上、能包住腳跟的簡單樣式為主。

曹奶奶的七彩帽子穿搭法

我的大妹比我小3歲，子女都已結婚，也有了孫子，已經夠她忙了，沒有辦法親自侍奉母親，但她也非常關心母親。母親都跟我住，所以她就經常買了各種不同顏色的帽子跟衣服給母親替換穿戴。我們家的外籍看護也懂得打扮，每次母親出門，她會為母親穿戴不同的帽子配上適當的衣服，母親穿上後，心情愉快又很有精神，她知道這些衣服帽子都是女兒送她的，而且幾個月經常買了好幾套，把女兒的孝心穿戴在身上，也會讓老人家很開心。

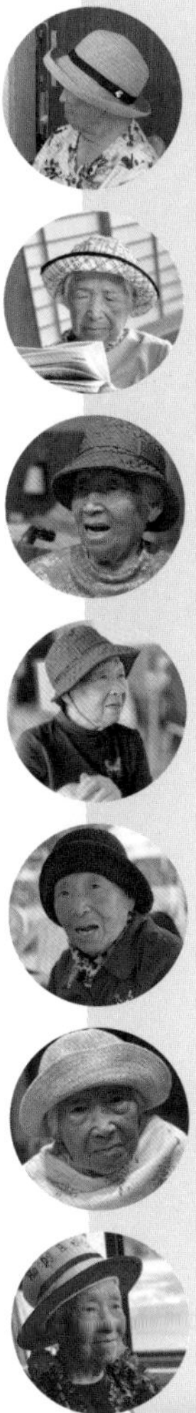

【如廁】用光引導，讓長者安心順利如廁

如果失智長者有尿失禁的狀況，可以選擇學習型紙尿褲，讓長者自行穿脫處理。母親92歲時已重度失智，大小便失禁也有三年之久，習慣直接包紙尿褲解決，時間久了，她也不想上廁所。為了延緩她完全無法如廁的時間，晚上我們會把走廊的燈關掉，開了廁所的燈與門，母親就會迎向光的方向進入廁所，自己坐上馬桶大小便。

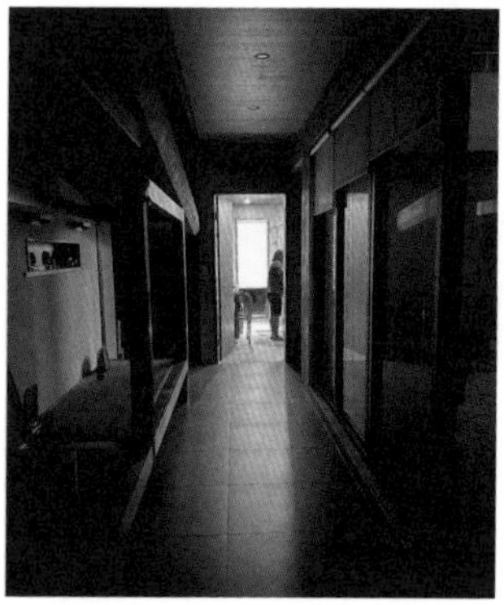

▲ 夜晚保留廁所燈光，可引導長者迎向光亮的方向安心如廁。

【改善褥瘡】換張氣墊床、注意換藥和翻身

失智的母親因為子宮發炎開刀切除，接著長期泌尿道感染而反覆住院，加上年齡也真的老了，體力弱、臥病久，臀部出現褥瘡。她的大小便失禁有三年，用紙尿褲也三年，後來用上儲留式尿管，紙尿褲就乾淨多了。

氣墊床

掃我看影片

回家後換個氣墊床及座墊、注意換藥，翻身，褥瘡就避免了。如果失智長者已經有較長時間臥床，建議可以換成氣墊床，減少褥瘡的發生。

如果失智長者行動不便，外出常需要坐輪椅，可以買一個氣墊型的輪椅坐墊，這樣能夠改善臀部的血液循環，比較不容易產生褥瘡，就算已經產生褥瘡，用這種氣墊坐墊，也比較會早一點癒合。

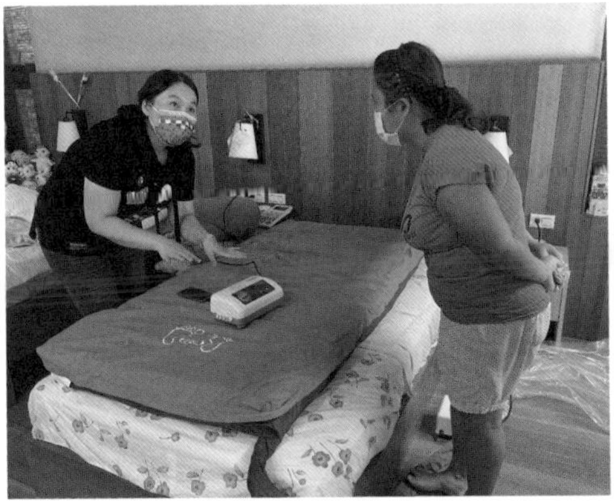

▲ 外籍看護學習氣墊床的使用。

住 居住空間照顧法

許多失智長者幾乎足不出戶，生活空間侷限在住家甚至房間內，即使是三餐飲食，也多數由照顧者直接送到房間讓長者用餐，居住在狹小、沒有窗戶的房間久了，容易起疑心、憂鬱，反而會讓病情加重，這是值得深思的。

失智長者如果病情到了重度的話，幾乎較沒辦法出門，因此居住的空間狹窄又更容易造成視覺上的狹隘，連帶會影響心理層面的紓解。如果可以打掉一面牆，當然不是一面結構牆，很多問題就可能迎刃而解。

另外，建議能夠將長者的床移到窗邊，讓日光能夠照到房間裡，這樣有一個白天、晚上的週期感，讓長者的生理週期有個適當的調適，可以幫助改善睡眠及消化系統，所以長者居住的環境最好是通風、有充足光線，以及有寬闊的空間與視野。

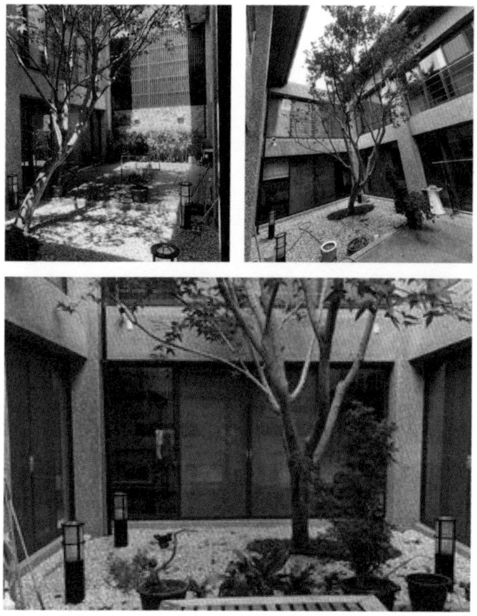

▲ 中庭的ㄇ型小庭院，可以欣賞到晴天、雨天及四季的氣候變化。

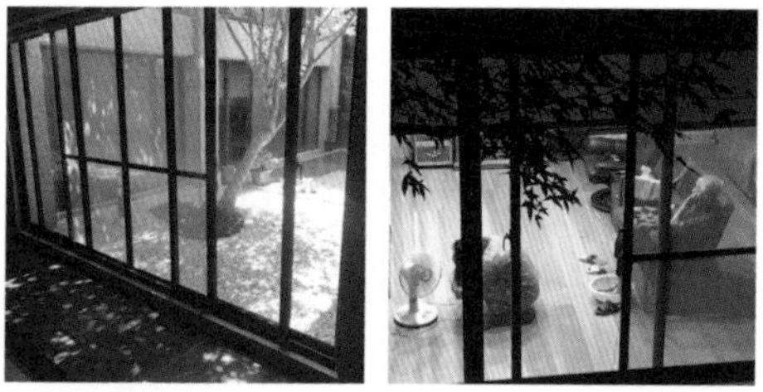

▲ 照顧失智長者的居住空間，白天最好有日光照射可以散步運動，夜晚透過寬闊的視野也能調適心理問題。

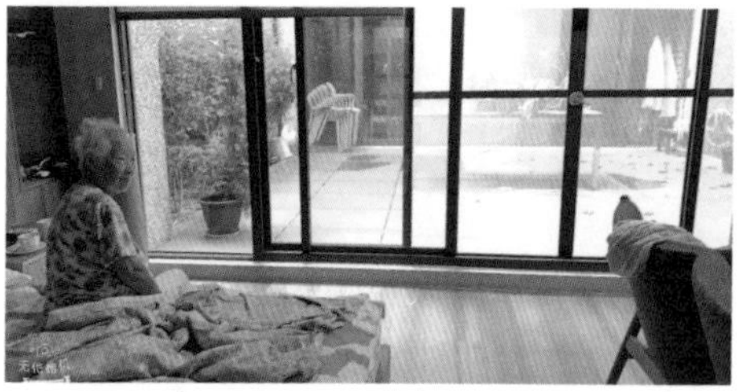

▲ 長者居住的房間最好是通風、光線充足及有寬闊的空間與視野。

一、加強扶手防跌倒，重視照明採光與安全裝置

失智長者居住的環境除了需要重視生活空間安全無虞，例如可增加床邊和走道以及浴室的扶手，降低跌倒的機會；生活空間的走動也要留意障礙物；照明採光則要讓視野通透，這樣相信住在裡面的長者心情會變好，自然就能笑口常開。

為了提供失智母親身心皆安的生活環境，我們從花蓮移居嘉義民雄，以我多年居家採訪的經驗，設計新家時，就規劃讓住在一樓的母親房間保留大片落地窗，除了有自然採光，也可直接看到家人在活動，而我從二樓的房間窗邊木椅望出窗外，就能看見樓下母親窗邊的床鋪，她是醒著或是睡著了。而且母親房間內設有警鈴安全裝置，當有狀況發生時，隨時都能夠透過按鈴通知我們。

我請設計專家幫忙打造的陽光玻璃屋以冂字形環繞，中間有個天井小庭院，種了楓樹，讓母親可以欣賞四季的變化。這樣從房子內看到自然界的變化，心也會變得開闊，看著樹葉掉下來、陽光的轉移、看到雨下，就容易平靜，老人家也不會感到壓迫、陰暗，產生猜忌懷疑。

二、無障礙的專屬活動空間，幫助復健也讓照護者活動

另外，我們住家的一樓到二樓，採用Z字形的長廊坡道，母親可以坐在電動輪椅上自如的樓上樓下活動，沒有任何障礙。家中的斜坡設計，妙用無窮。坡度剛好，有防滑貼、扶手及平滑磨石子表面的設計，老人家走起來安全、不累又有成就感！每天晚上吃過飯，會陪母親唱歌，再做腳部運動一小時，從一樓走斜坡上二樓，當時母親的體力還不錯，有時一口氣就從一樓走上二樓，沒休息、也不喘的又從二樓走下來。

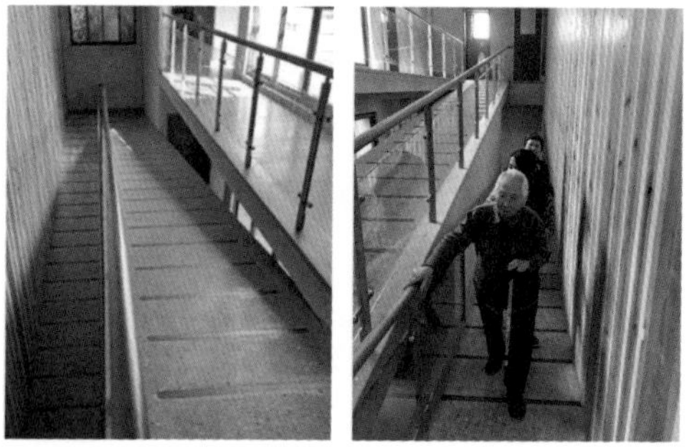

▲無障礙的空間設計，讓長者可以維持日常生活的運動。

因此居家環境要能設想讓失智長者維持日常活動的無障礙空間，這也是無形的復健。照護者若能同時一起參與，除了提高長者的活動意願，也讓照護者有機會活動，而非勞動。

有次門診，一位女兒帶著輕度失智的母親來。她的母親有時會認錯兒子的身分，把他認成自己的弟弟。兒子糾正她，她就會走到「屬於自己的」廁

所裡，自言自語的訴苦。這是一個奇特的現象。正常人覺得廁所是「大家共用的」，但「共用的」這個觀念在失智者的身上是屬於「忘了」的狀態，失智者將「廁所的功用是大家共享」這個觀念忘了。但這位失智母親的專屬廁所，反而成了她內心的避難所，在廁所裡，她可以自由自在的跟自己對話、舒壓。

其實輕度失智者也有情緒反應，也需要舒壓。失智者總是被人盯著，幾乎沒有一個屬於自己的空間，被人誤解時，無處可發洩。如果家中確實有一個失智者專屬的空間，可以釋放壓力、發洩情緒，是不是也是減輕症狀的一種好方法？這是一個可以思考探索的問題！

♡ 適合長輩居家安養的環境規畫10大重點

（文／聶志高　國立雲林科技大學建築與室內設計系教授兼系主任）

依據二〇二〇年國家發展委員會的推估，二〇三四年全台灣約有一半以上的人口都是超過50歲的中、高齡者。伴隨這個社會現象而來的是多數老年人身心機能逐漸退化，生活範圍日益縮小，待在家中的時間相對愈來愈多，住家成了最主要的活動場域，如何照顧老人家便成了每個家庭必須面對的重要課題。而生活在熟悉的地方，保有隱私的空間，維持既有的起居模式，對家庭持續保有深層的依賴，是維護老人家身體健康和穩定心緒必要的條件，亦是促進其獨立自主生活的重要因素，因此在宅養老或居家安養是目前多數老人家最期盼的老人照護方式。

基於這個前提下，我認為老人居家養老的環境大致上有下列幾個重點：

1 能夠感受到家人的存在及陪伴。

2 即使臥病在床也能夠欣賞到日月、晴雨，感受到四季變化的季節感。

3 能夠感受空氣流動微風吹拂，甚至感受到氣味（花香）帶來的愉悅。

4 能夠有安眠不受干擾的臥室，並與照護者保持鄰近的距離。

5 能夠有充足且安全的排便、洗浴的空間。

6 能夠有通行無礙的動線。

7 能夠配合老人家提供適切尺度的家具及設備。

8 創造可以迴遊扶行的空間。

9 設置隨時隨地可以暫坐喘息的座位。

10 即使在家中，也儘可能擴增其活動範圍，包括上下樓。

因此，在進行曹爸家的空間規畫時，依循地形、座向的條件，便自然形成了ㄇ字型的配置，內凹處圍塑出一個中庭，而中庭便成了滿足上述條件非常重要的場域，在此或許也可將其視為一個戶外的房間，透過這個虛體化的媒介，讓曹奶奶可以看到家人穿梭在樓上、樓下，或室內或戶外的走動；相對的，曹奶奶在什麼地方，做什麼事情，家人也都能夠輕易地觀察到其安全，藉由視覺的穿透性，看

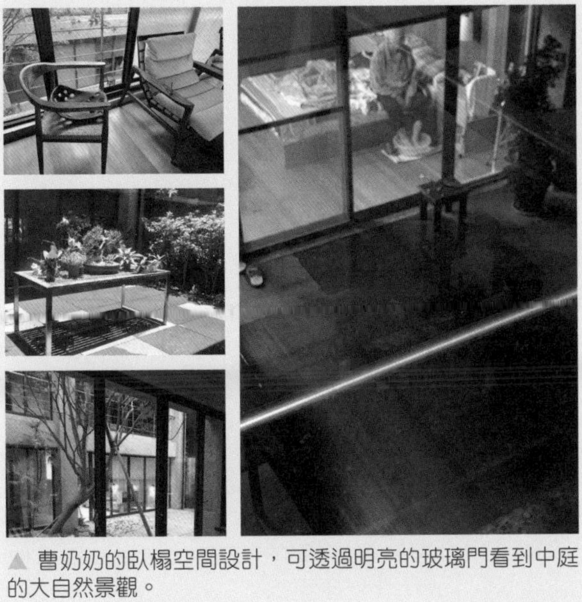

▲ 曹奶奶的臥榻空間設計，可透過明亮的玻璃門看到中庭的大自然景觀。

與被看，彼此都能感受到家人的存在、互動及陪伴。中庭栽種的四季桂、青楓，後院的玉蘭花時時帶來季節更迭的訊息，同時散發著帶點水果香的氣味，營造著溫馨的氛圍；南向的落地窗，太陽、月光直接灑進室內，即便是躺在床上也能夠曬曬太陽，或感受月亮陰晴圓缺的變化。

另一方面，我們將餐廳設在曹奶奶房間的對面，即使在廚房備餐時，亦能夠不時地注意到曹奶奶的狀況。用一條無障礙的過廊串連孝親房與餐廳之間，除了隔離開油煙的氣味，同時也增加了空間往來的可及性；而在過廊的一側則利用緩坡連通一、二樓，曹奶奶可以藉由斜坡走向二樓的起居室，觀察中庭樹梢築巢的鳥兒或眺望窗外的景色。斜坡的下方則增設一臥榻空間，在行走的過程中，可提供觀賞中庭景觀和暫歇息的區域。

現在人均壽命普遍提高，很大程度歸功於營養的改善和醫學的進步，但除了延命之外，更重要的是如何讓生活過得愉悅。特別是拚搏了一輩子後的晚年，日常的障礙多源自不可逆的生理性問題，需要從許多層面來綜合解決問題；但若從在宅養老或居家安養的觀點來看時，以促進老人家能夠獨立自主的生活為目標，屏除生活行為上的障礙為考量，以延緩老化的現象與速度。

行 行動能力照顧法

一、手搖鼓、腳踏器，手足並用身體好

家中長者一旦出現智力退化現象，許多家庭往往就讓他待在家中，整天看電視；若長者行動不便，就乾脆讓他坐輪椅，甚至強制束縛，遑論帶他出門走走，這樣一來，失智狀況只會每況愈下！因此如果長者行動不便，那就提供給長者助行工具，例如拐杖、四腳拐杖等助行器，總之鼓勵長者縱使在家也要起來多走動，不要一直坐著不動。當然居家環境一定要考量讓他能行動無障礙，甚至安排讓他走出家門，多與老朋友互動，絕對有益身心。

為延緩母親的身體功能退化，每天晚上我們會讓母親玩玩搖鼓，腳上踏著震動器。有時看護的腳在下面，有時母親的腳在下面，兩個人互踩，母親一面看著報紙，看護看著手機，兩人輕輕鬆鬆的互動著，動中有靜，靜中帶動。如此手在搖、腳在動，人就活了。

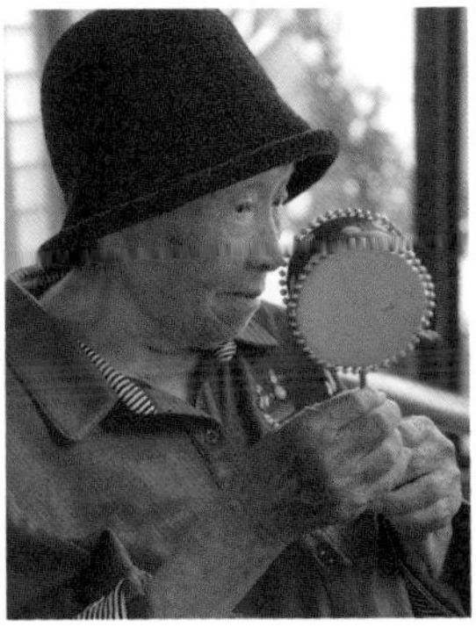

▲ 曹奶奶手搖著鈴鼓，藉由咚咚聲響，心情也更加愉悅。

搖鼓與腳震器

掃我看影片

腳踏器的使用

讓照顧者的腳踩在踏板上，然後老人家的腳踩在照顧者的腳背上，這樣照顧者在踏腳踏板的時候，被照顧者也能夠跟著這樣規則做動作。照顧者還可以在踏腳的時候，一面跟老人家說說話、唱唱歌，就算邊看著手機，老人家也會很自在，因為他看到了你在跟他互動，而且他的腳也在動，這是一個照顧者或看護可以陪伴的好方法。

若退而求其次，可以安排一個所謂的電動腳踏車器，這樣只要一插上電，老人家的腳就可以透過規律的轉動跟著移動，也是個方法。不過，讓老人家在你的腳背上一起律動，是最好、最直接的方法。

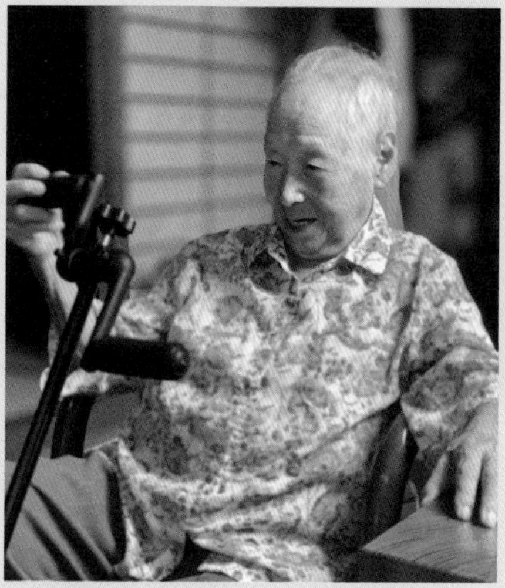

▲ 踩腳踏車唱著朗朗上口的輕快兒歌，彷彿回到幼年的快樂時光。

復健腳踏車

掃我看影片

踩腳踏車唱兒歌

掃我看影片

二、走路，互踢球、雙腳夾球，都有助強化肌力

職能治療師也提供了其他訓練母親肢體的動作，如強化肌力的練習走路，以及訓練腳踢球，先讓母親穿上紅花花的鞋，我坐在她對面，把彈力球輕輕的踢過去，母親用雙腳夾住球，再踢過來，好像是守門球員在接球。因時因地，找到適當的材料，就能恰到好處的用上。

訓練腳踢球

掃我看影片

育樂　休閒活動照顧法

一、找到學習樂趣，與人互動不封閉又有好心情

面對失智長者，延緩失智的進程，刻不容緩。鼓勵長者不要宅在家裡，多參加友善社區活動、培養或重拾興趣及專長、找到學習樂趣、與人多互動，才不會自我封閉。

失智長者的家屬或照顧者，可以藉由回診請教醫療人員或是上網查詢社區是否有舉辦適合家中長者參加的長青課程或是樂齡活動，讓長者自己選擇喜歡的課程項目，例如園藝、烹飪、繪畫、舞蹈或歌唱，透過參與課程與年齡相仿的長者朋友們互動交流，維持社交能力，也可以保持開朗的心情。

我們除了讓母親參與記憶保養班或是友善社區活動，平日吃過早飯，讓母親坐上輪椅，出門曬太陽，會會兩百公尺外年齡相仿、也是坐輪椅的老朋友，讓照護者陪同一起逛逛附近的商家，順便吃個午餐，這也是另外一種老人生活。

若想要瞭解全台各縣市的失智症照顧資源（包含失智共同照護中心與失智社區服務據點），可至「衛生福利部長照專區-失智照護資源布建及聯絡資訊」查詢（參考網址：https://1966.gov.tw/LTC/cp-4022-42471-201.html）。

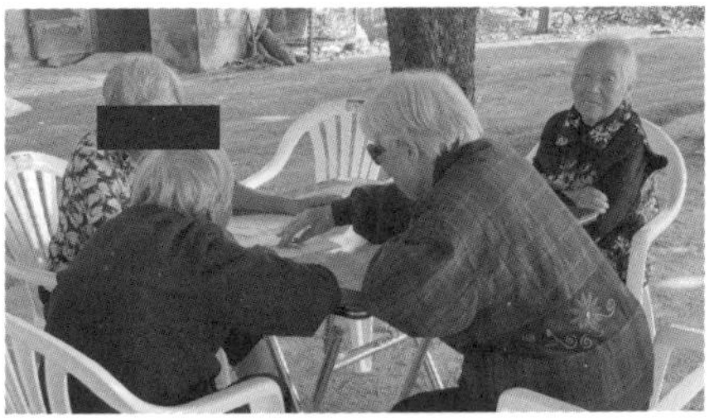

▲ 年紀相仿的長者一起玩遊戲，彼此透過互動，考驗腦力及眼力。

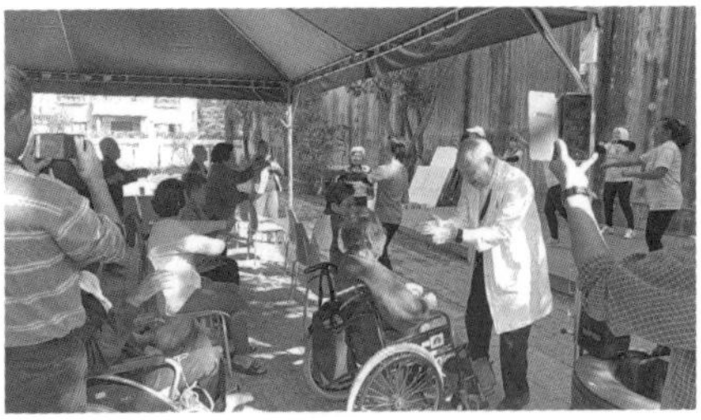

▲ 友善社區的樂齡活動，大家一起歡樂唱著熟悉的樂曲。

第三章——與多重疾病共舞的改善照顧法

失智又有三高共病的飲食照顧法

我受過完整的內科學訓練，也出國進修臨床神經學，一直從事治療腦中風的疾病，十幾年來則投入失智長者的照顧。

年過半百，有三高慢性病症（高血壓、高血脂、高血糖）的人不在少數，三高與腦中風幾乎脫不了關係，胃口好，吃得多、動得少，體重自然也會居高不下。醫生最愛開這三類病症的藥，但治療過程中，其實病人（沒有病痛）並沒有太大感覺，只是數據會說話。若醫生說，你只要注意飲食，多一點運動，三個月後再回來量量看。醫生會拿出科學數據，而現今的標準數據壓得愈來愈低，大家只有乖乖聽醫生的話，定期來看診拿藥，問求診者為何吃藥？他只會回答：「預防啊！」

然而若七老八十，一把年紀又罹患失智症該怎麼辦呢？

一、過度限制飲食顧此失彼，未必友善大腦

一個人若老到開始失智（認知障礙），日常生活功能發生問題，不能獨立自主生活，這種腦部退化的過程多半不超過十年。這個過程中，他的味覺也退了，漸漸要吃重口味的食物，如果長者又本來有高血壓，也不一定要過度限制他的食物鹽分，讓老人家吃出一點味道，平淡的生活也才會多一點滋味。因為人生到此階段，已經不用在乎要預防什麼了，只要求食物多一點滋味。

血糖也不要限制得太嚴苛，飯前的血糖能保持在二百左右就不錯了。我們的腦細胞裡面不會儲存糖，它們直接需要從血中的糖取得。若吃了血糖的藥而忘了吃飯，或者多吃了一次降血糖藥，血糖掉到30到40，會引起意識混亂。

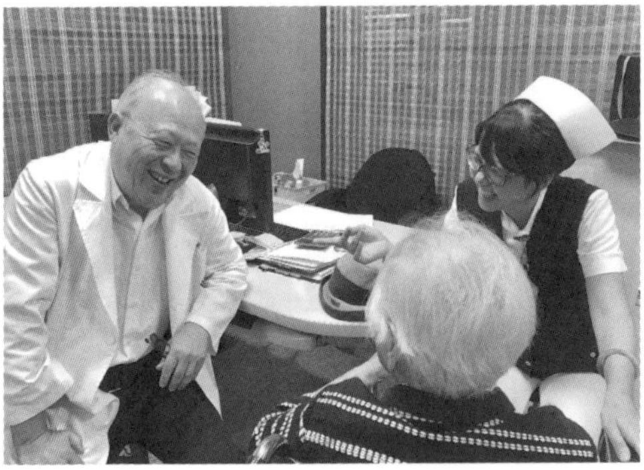

▲ 在失智症特別門診由醫師和個管師衛教家屬。

這時就算吃了糖或打了葡萄糖液，把血糖提升回來，但卻會讓失智退化的腦細胞再一次受到嚴重的打擊。

二、熱牛奶或燕麥豆奶，可穩定情緒和行為

失智的老人常容易在下午五到六點左右發生精神行為症狀，有時是早上剛起床時。這時都是血糖最低的時候。若能及時給他喝杯熱牛奶或燕麥奶或豆漿，必要時給他吃一個糖都好。增加了血中的糖分，可以穩定他的情緒及行為。

三、下午點心，睡前熱豆漿，滿足食慾又顧腦

少量多餐也是對失智友善的飲食方式。下午三、四點吃個點心，晚上睡覺前喝杯熱豆漿，半夜醒來也可吃一點東西。既可滿足食慾，也可穩定大腦。

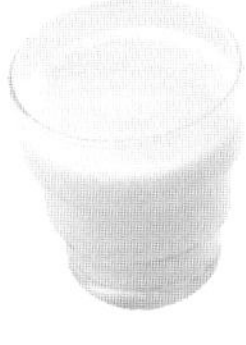

人體腦細胞裡面儲存的糖分是腦部活力的重要來源，完全需要靠血液中的糖來供應。因此失智老人腦細胞減少的時候，對於血液中糖分的多寡就會非常敏感。如果老人家的胃口不是很大，中午十一點多就吃午餐，晚上六點才吃晚

餐的話，很有可能在下午三、四點的時候，他血中的糖就已經偏低，供應腦部的能量就不夠了，那麼失智的腦，就有可能在這個時候產生不穩定，他看到的東西，可能會跟實際的東西會不一樣，比如說一條繩子，可能會被他看成是一條蛇；他聽到的聲音，以為是幻聽，所以我們常說這是「黃昏症候群」，大多在這個時候發生。如果能夠在下午三、四點左右，給他吃點含熱量的食物，如牛奶、豆漿或是安素等，可以提高他血中的糖分，就能避免或減少「黃昏症候群」的症狀發生。

同樣的道理，半夜也是一樣。老人家晚上六、七點吃完飯，可能十點就睡覺了，到了半夜十二點，血中的糖分減低，若是又剛好醒過來，便會產生一個對周遭環境認識的錯亂，就可能會干擾到家人或照顧者的睡眠。凌晨十二點、一點時，如果老人家醒了，建議可以給他一些溫熱的飲食，這樣胃獲得溫暖，就可以安定的繼續睡覺了。

老人的狀況就跟嬰兒一樣，嬰兒常常會在半夜哭鬧，因為他餓了需要熱量到腦部，給他沖個牛奶喝，嬰兒就會睡著。同樣老人也是如此，他的食量並不大，睡到半夜，他的腦也餓了，腦的細胞活化起來了，我們要用一點溫熱的、含糖分的熱量提供給他，就可以讓他馬上安定下來。

所以照顧失智長者的飲食要特別注意一點，就是少量多餐，尤其是半夜那一餐也很重要。半夜提供給老人家的那一餐，可以是熱牛奶或者是豆漿，讓老人家的飲食與大腦之間達到一個平衡穩定的狀態，他自然就會比較開心快樂，也能睡得安穩。

照顧失智症共病的長者，不僅要留意原有的慢性病，也要兼顧失智長者生活享樂的尊嚴，讓他活得輕安自在。

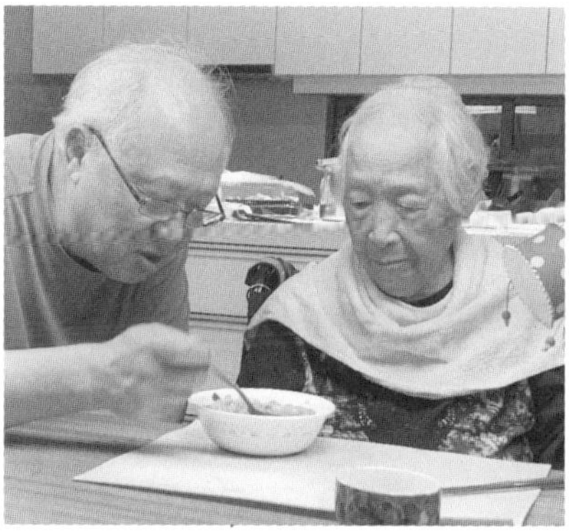

▲ 熱豆漿或燕麥奶可讓失智長者睡得比較安穩。

一、出現妄想、幻覺、懷疑他人：了解他，懂巧變

失智症的大腦退化，若延伸至視覺區，他所看到的東西，與當場的我們所看到的可能不一樣。

洞察失智者的行為舉止，如同孫悟空的七十二變，他變，自己也要跟著變。

一位失智個案，會把兒子的臉看成是自己的先生（也忘了先生已經過世），看到身邊的年輕外籍看護，就生氣罵道：「你這個沒良心的人，帶著年輕女人回家，我要跟你離婚。」

60歲的兒子知道失智的母親又把自己的面孔誤認是父親，就裝成父親的樣子，說：「她是我們家鄉村子裡的姑娘，來到我們這邊尋找親戚，我這就帶她去。」說著，就領著外籍看護離開。如此就可以化解掉一場可能的正面衝突。

又有一次，這位個案把兒子的面孔看成是自己的弟弟（外甥像舅），她就覺得自己住在弟弟的家，要打包行李回家。兒子知道母親又認錯人了，就裝成是舅舅（媽媽的弟弟）的樣子，幫母親打包行李，開車帶著母親出門繞了一大圈，順便在外面吃個早餐。再回到家時，剛才的事，母親全忘了，又把衣服放回原處。

這位個案只有少數時間會認出自己的兒子，問他在台北的公司、孩子及太太。兒子每次看到母親能認出自己，還會詢問關於公司、孩子及太太的事，就會感動的流淚。

這位個案有兩個兒子，弟弟往生，所以照顧90歲失智母親的擔子，全落在大兒子一個人身上。大兒子把公司交給太太，自己一人回到鄉下，專心陪伴母親。在我們團隊的細心指導下，他變成失智照顧的專家了。

有一次母親硬說對面鄰居正曬著的一件黑色外套是她的，是被對方偷走的，所以每一次看到對門，就會說鄰居偷了她的衣服。貼心的兒子把衣櫥裡的黑外套，偷偷拿給對門的鄰居，說：「我母親失智了，說妳偷了她的外套，我現在交給妳，麻煩等會我帶母親來，妳就還給她。」

不一會兒，兒子帶母親到鄰居家，鄰居說：「上次妳到我們家聊天，忘了這件黑外套。」母親拿到外套對兒子說：「看看，這件真的是我的」。從此她就不會懷疑對方是小偷。

照顧失智的親人要有耐心，也要懂得照顧的方法。這位兒子專心照顧母親，責無旁貸。我們相交八年，他母親的笑容一直燦爛。這位個案往生前一個月還來互助家庭活動，永遠記得她的笑透露出通明，因為她的兒子完全了解她。

我從這對母子身上也學到許多寶貴的照顧方法。

二、出現遊走、走失等問題行為：不孤單就有安全感

兩歲的孩子在家裡亂跑，就是不會跑出去，因為媽媽在身邊；若跑到另外一個房間，媽媽也會跟在後面。然而失智長者若坐在客廳，家人跟他說：「你坐著看電視，我到廚房做飯。」長者卻可能聽完就忘了，然後發現家裡面只有自己一個人，而開始不安，甚至會怕小偷進到家裡，便開始藏東西，甚至出門去找人，就會走失。

如果能將家中的客廳、餐廳、廚房都設計成一體的開放空間，那麼老人家坐著看電視，就能看到家人在旁邊做飯，他的心自然能安定下來，也就不會遊走。

要為失智長者貼心設計適合居住的環境，才能安定長者的心。以我的家為例，外籍看護在廚房做飯，母親就坐在餐桌的椅子上看報紙、或是院內的花草，內心很踏實，因為她不孤單，都看得到有人在身邊。只要心踏實了，就會露出輕鬆的笑容。

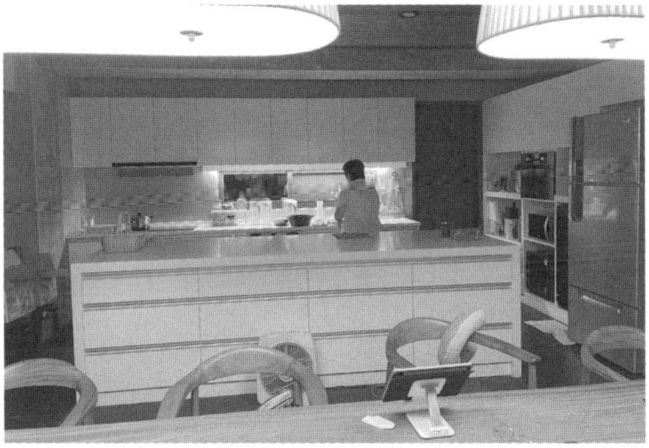

▲ 客廳、廚房採開放空間，長者看到家人在做飯，自然會有安全感。

三、腦功能急性變化的譫妄行為：高度警覺，及早就醫治療

失智者的腦細胞退化，是慢慢進行的。每半年或一年，身邊近距離的人會發現長者的認知功能又再度下降一點。

譫妄症是腦子功能急性變化，一個星期內忽然個性改變，變得喜怒無常，甚至行為錯亂，這可能是生理的原因，如血糖過高或過低、血中的鈉過低，也可能是腦部有感染或硬腦膜出血。若失智長者出現譫妄現象，千萬不要只認為可能是失智症又加重了，務必仔細觀察，趁早請教專業醫師。

有一位退休的銀行經理，得了輕度失智症。生活機能不能完全自主，但只要旁邊有人協助就沒問題。他平常對人有禮貌，說話也客氣。但突然一個星期過後就個性改變、眼露凶光，常生氣罵人。來看門診，轉到急診做腦部電腦斷層掃描，發現是硬腦膜下腔出血，緊急住院把血塊取出來。住院一週後，出院時又恢復原來輕度失智的狀態，說話又恢復很有禮貌了。

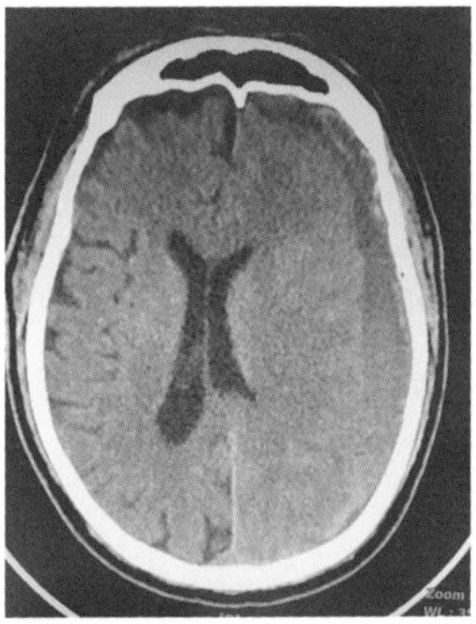
▲ 硬腦膜下腔出血。

正常人忽然出現譫妄現象，大家都會有所警覺，只要送到醫院檢查就能找到原因，也有可能是肝腎功能急性惡化影響大腦。但若發生在失智長者身上，往往可能被忽視，以為就是失智現象，而錯失及時治療的時機。

總之，照顧失智長者要多用心觀察他們的日常生活狀態。若突然有新的症狀發生，一定要跟主治醫師聯絡，以取得有效率又正確的處置。

PART 3
認真活每一天，無懼失智來襲

～付出無所求，學習自我照顧

只要活得夠久，失智就可能降臨，面對它的方法，就是認識自己，認真活每一天。

人生遭遇各不同，最後交出來的成績單也都不一樣，每天在自己的成績單上簽名，用心的簽，字體會變，用心不變。

就像早上一起床就打開 LINE 的群組，向大家問聲早，開始一天的活動，走出戶外，迎向陽光，活在人的世界裡。

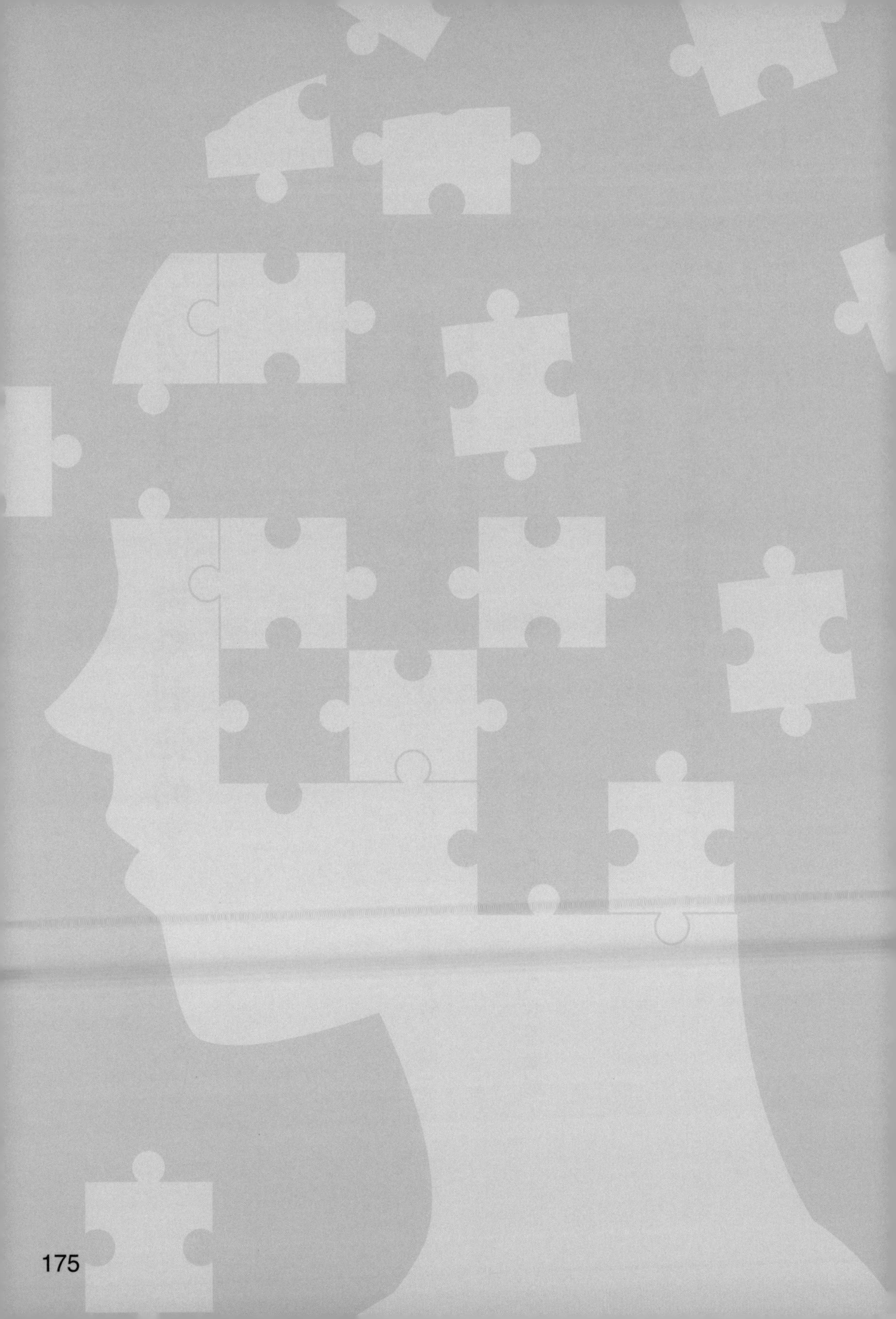

第一章——

一起友善共老，做點利他的事

坦然面對老化，與之和平共處

76歲兒子帶著96歲的母親來到診間，母親失智了，兒子希望醫生開個證明，好送母親到安養院。

他說：像我這樣70多歲的老人，還要照顧90幾歲的老人，失智不聽話，常常鬧得我都快崩潰。

我說：家裡還有誰照顧？

他說：我跟弟弟輪流照顧，兩個人都快受不了。

我說：請個外籍看護如何？

他說：還要做飯給看護吃，看她的眼色。

我說：你母親願意去養護機構嗎？

他說：我們已經心力疲乏！

我說：你如果活到九十幾，願意住養護機構嗎？

他哀怨的說：我不願活這麼老，不如早點死掉！

失智是一種腦部退化的過程，記憶力會一點一點的被拿走，裸露出原本的樣子。其實失智的人看不到自己現在的樣子，他還是繼續過生活，只是照顧的家人看不懂老人家的行為，就用自己熟悉的思維來相處，進而產生摩擦與苦惱，讓失智父母看到的是不能溝通的子女，雙方的面貌就變得不好看了。

一、住熟悉的房子，能安失智者的心

小時候隨父母親從大陸來台灣，住在屏東市區的空軍眷村。共十四排房子，一排約十二戶，一戶接著一戶，一戶有四到五個孩子。家家戶戶互通消息，一家炒菜十戶香、一家罵孩子九家都聽到。村子裡都是年輕人跟小孩，沒有老人，只有生的，沒有死的。

父親是軍人，參加過西安事變、上海保衛戰、南京保衛戰，出生入死，養成堅毅不屈的精神。記得小時候，有一次父親在鄰居家喝酒，大醉，被扶回家，躺在床上，吐了。大聲的哭嚎說：「娘啊，兒子不孝啊，不能侍奉您啊！」那是第一次看到父親哭。

老年，我們一起生活，屏東是他在台灣的老宅。他跟著我住台北，又住花蓮，再搬到嘉義鄉下。我們父子倆有35年住在一起。日常生活都規律，活到一百歲，安詳地走了。

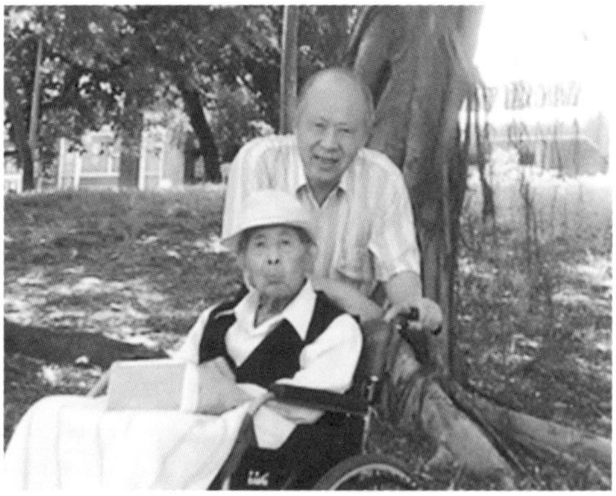

▲ 我的父親活到 100 歲安詳辭世。

母親也在92歲時離開人世。母親離世的前幾年，記憶力減退，最近的記憶忘了，以前的記憶也平了。早餐後讀讀報，走到附近的便利商店買包蛋捲，回來看電視，睡個回籠覺。她不會說要回娘家，她很早就把那個老家放下了。她跟我住，我就是她的家。我陪她上菜市場，那是她最熟悉的地方，好多攤販都跟她打招呼。她還會選最好吃的魚。她以前很會做菜，什麼都吃，問她虧吃不吃？她笑著說：「虧不吃」。

現在的人活得夠老，動不動就到90歲，子女也60、70歲。請了外籍看護，夜裡有人照顧。做飯家中雜物有人打理，分擔子女的壓力。失智老人能住在自己熟悉房子，有專人照顧生活起居，還有兒女在旁陪伴。這樣的生活豈是日本、歐美可比，大概是台灣、香港獨有，照顧失能、失智父母是子女的責任，所以外籍看護存焉。

社會環境改變，人是會活得老，而且活

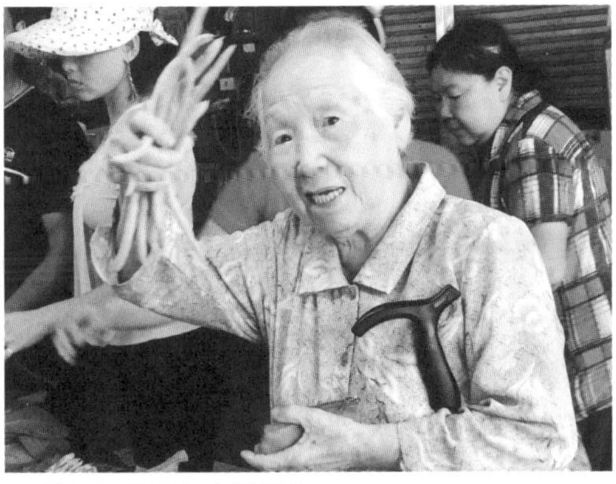

▲ 曹奶奶最愛上市場買菜。

得更老。失智的父母在身邊奉養，是讓自己有機會觀察老化的過程。幾個子女分擔奉養，就產生勞力、財力不均的糾結，反而失去了平和心態的相處與感應。就好像兩歲的孩子，他面對的只是單一的爸媽給的愛，就能欣喜接受。然而失智老人面對的是不同子女給的不同關愛眼神，他會惶恐不安，因而表現出來的行為就反常理。這真是一門人生大課題啊！

二、和「老化」做朋友，才能輕安自在

人老了，頭髮白了，甚至掉了；眼睛花了，看字要戴老花眼鏡，眼淚特別多，一吃東西就流淚；耳朵也背了，電視機聲響開得好大；牙齒鬆了，牙周病跟著就來；喉嚨的肌肉鬆弛了，喝個湯一高興就嗆到；脖子的頸椎退化，多看一下手機，就會頸酸、頭暈；心血管也硬化了，身體檢查出來的報告會嚇你一跳；食道與胃交接的肌肉鬆了，吃飽躺下來，就容易胃食道逆流；走動少一點，便秘就跟著來；若是男性，攝護腺慢慢肥大起來，尿完了尿，地上總會滴兩滴；膝蓋用久了，下樓梯就痠，甚至睡覺翻個身也痛，影響睡眠；說著說著，才講過的話就忘了……。

這就是身體老化的過程，只要活得夠久，誰也逃不掉！既然是必經過程，只能與「他」和平共存，和「他」交個朋友，一旦把身體當成一個朋友，就要好好與「他」交往，天天注意「他」的存在，善待「他」，「他」就能平順的陪你走完一生。

人老了，走不遠了，該走的時候，就放下了。坦然面對老化，與老化和平共處，才能當個輕安又自在的老人！

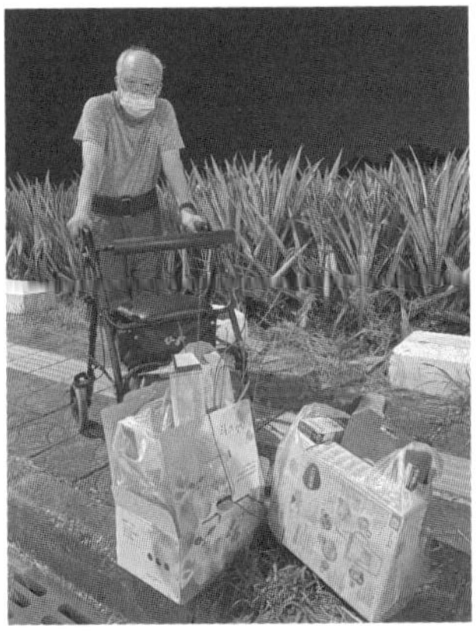

▲ 坐骨神經發作時，仍推著助行器倒垃圾。

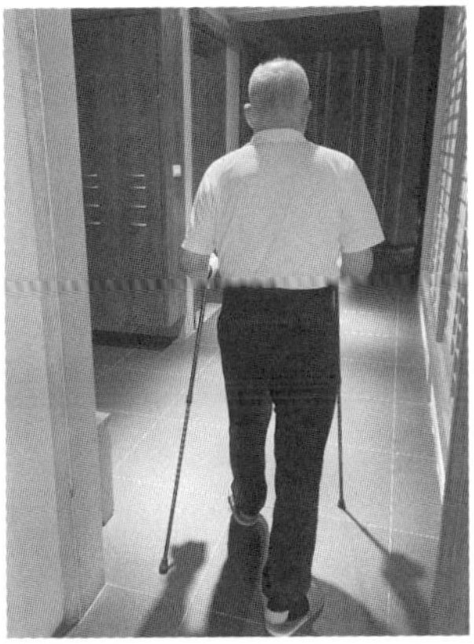

▲ 坐骨神經發作時，用健走杖訓練腰力。

用心靈減齡法，老後充實又樂活

人老了，難免病痛不離身。以「病」為友，是老年人活得健康的秘訣！車子老了，零件一個一個換，最後再換一台新車開；人老了，器官一個一個退化，不得不進醫院修補。到了醫院，若發現血管硬化，還要用藥把血壓降到年輕人的標準，根本是一個假象，是不接受老化，更不敢面對退化的假象。長此以往，只見時間不停往前奔馳，苦惱、煩憂卻不離身。

一、跟上時代潮流，能活化你的大腦

看看百歲老人，有幾個還行動自如？只能憑藉藥物，維持殘年歲月嗎？絕對不是！人老了，可以學習把自然老化當成朋友，有時它跟著我，有時我跟著它。交幾個知心老友，串串門子，喝茶聊天；多與年輕人互動，你付出慈愛的光輝，會得到他們青春活力的回報，一起做一點利他的事。因此，人老了不要離開年輕人，跟年輕人打交道的另一個好方法，就是請他們教你新的ＡＩ人工智慧手機功能。什麼錢都可以省，手機要常換新，就有機會接近年輕人，成為

活出自我的現代老人！

「老人」的定義很難說，有些九十多歲的老人，耳聰目明，生活自理，還會上網傳資訊給孩子，他還不認為自己老了；有的人不到八十歲就走不動了，生活中有一半的時間都在吃藥、上醫院，最好居住的地方能靠近醫院不遠處。老有所安，除了物資精神照顧之外，生病時的醫療照顧與資源也是「安」之所在。一個「老」字，說的容易，認真對待，真是個大學問。

常聽人說，看電視會把人看呆，那是過去的老年人只會看幾台，看著看著就睡著了。看電視要懂得換台；手機或電腦最好下載YouTube，隨時找你喜歡的節目影片；也可以放一段你喜歡的歌曲，跟著一起唱兩段；花點小錢訂Netflix，看看世界各國拍的影片，了解世界各地的風土民情。總之可以選自己喜歡、想看的節目，思考這個「選」，就能活化你的大腦！

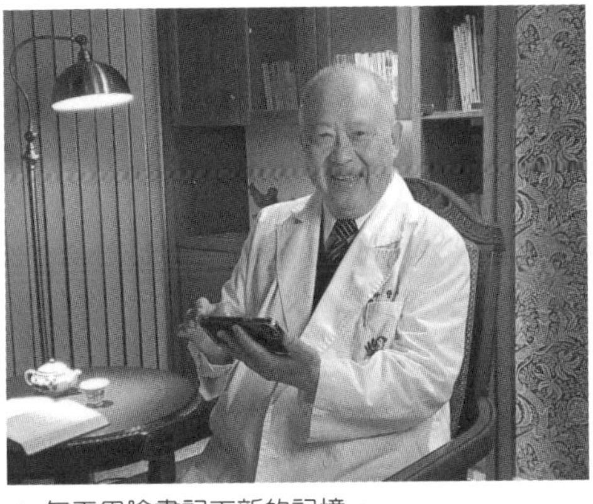

▲ 每天用臉書記下新的記憶。

現在是資訊科技時代，只要活著的一天，不要放過從手機上找樂趣。與朋友聊上幾句，問聲好；每次開了手機，朋友的名字就出現，天天看見，名字就忘不了了！還要學著上網購票、購物，還能用手機付費；手機中的APP隨時更新，只要有需求，APP就會創造出你所想要的。一個手機在手，服務就可送到家來，何須住到養老院等死！只是，只是，不要忘了陽光！每日要走到戶外讓陽光照照，免費又健康。

我的LINE朋友有一位八十八歲的老伯，他是好友的父親。每天早上他總是第一個傳可愛早安圖給我的人，讓我一整天都感覺幸福。他每天還在平板上看股票或追劇，他的餘生，沒有平板活不了！

二、靠人不如靠己，讓生活簡單規律

我等六七十歲小老人，照顧九十歲老老人，有外籍看護在旁幫忙，等二十年後我生活失能，要如何自理？子女、政府何在？所以靠人不如靠己，安排老年生活就從現在開始！例如尋找老伴，老來一起生活、一起吃飯，喝茶聊天，同歡笑，共病苦，相扶持到終了。

我認為，大概就是七十歲能做六十歲人的事，就年輕十歲；七十歲能做五十歲的事，就年輕二十歲；七十歲能做四十歲的事，就年輕三十歲；七十歲做四十歲的事，就能活到百歲。孔子說，「不知老之將至」，就是因為他做不停啊！

人老了，但記憶力還好時，能不能學習訓練把記憶力慢慢磨平，把日常生活變得簡單規律。如此，當失智來臨，日常生活機能需要的不多，因此在日益減退的功能下，仍然能輕安的過日子，平靜走完一生。失智是一個現象，它可以不是一個問題；它可以是病，也不算是病。這個答案還需要有智慧的你親自去解答。

二、創造新的記憶，不要只是想當年

人老了，步伐不能停。人要是停了步伐，就開始回憶。退了休，離開職場，離開人群，只有回憶在身邊。有的人，退休就開始旅遊，步伐沒停下來，可是一旦生個病，走不遠了，生活就在家裡面打轉，回憶占據了大半的時間，回憶愈多，行動愈少，久而久之，腦也就不動了。

所以趁步伐還俐落，要多走動，但別走太遠，多注意身邊的朋友。老年階段，已不再是走訪親戚的時候了，親戚是愈走愈遠的；要學著走「鄰居」，鄰居可以愈走愈近。把眼光收回來，看看周遭的朋友、鄰居，這才是真正的安老生活。不要停了步伐，多關懷自己住的社區文化，為周圍需要幫助的人，提供服務，少一點時間坐在客廳發呆。

孩子們要過他們自己的生活，老年自己的生活要自己來安排。走出家，走進社區，創造新的記憶，減少回憶的時間。生活是創造新記憶的活動，人與人面對面的活動，就是增強記憶力的良方。

四、退休不當廢人，活出有意義人生

門診中，除了診治失智症的病人，我還遇到另一種病患，那就是「假性失智」。造成「假性失智」的因素，有更大的層面是來自於環境。

有一位退休長者，第一次來到記憶保養班的時候，他是坐著輪椅，旁邊有位外籍看護，無微不至的照顧他。但所有活動都由看護幫著，退休長者自己幾乎不太動，像是到椅子上要看護攙扶，甚至吃飯也是張嘴就行。經過幾次活動後，他發覺周圍和他狀況差不多的老人家，都是自己吃飯，於是就不給看護餵了，覺得要自己吃。

在更久之後，他竟然可以自己走路進來，家人才發現原來他還可以自行吃飯、自行走路，只是家庭的環境，把他變成「廢人」，看似認知障礙很嚴重，但卻可能只是輕症，是環境把他變成重度。一個人如果長時間不使用某個功能，那個功能就會變差，如果又欠缺與人互動，那麼整體的身體機能就會退化得更多。

現在的醫療技術，活到八九十歲不是難事，但是活得久、活得老不是要你待在家裡休息，而是要出來付出。以我來說，把五十

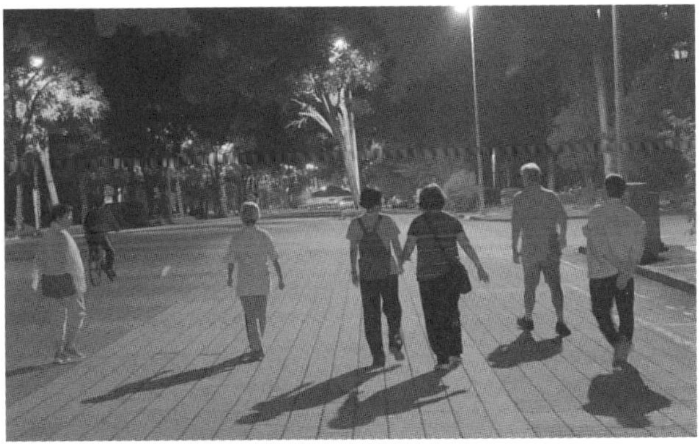

▲ 老友住在附近，晚飯後一起散步。

歲拿掉，就剩下二十多歲，我們哪有二十歲的體力啊！但我們卻有七十歲的經歷和智慧。所以要用如同二十歲的心態，再闖一個五十歲。

很多人退休後，只想著要去哪裡玩，但是如果在心態上把年紀減下來，就不會想玩了，因為會發現還有好多事情可以去做，而會找一些可以發揮所長的地方付出，把自己變成一個忙碌的人，看哪裡需要，就去開心付出，可以活出有意義的人生。

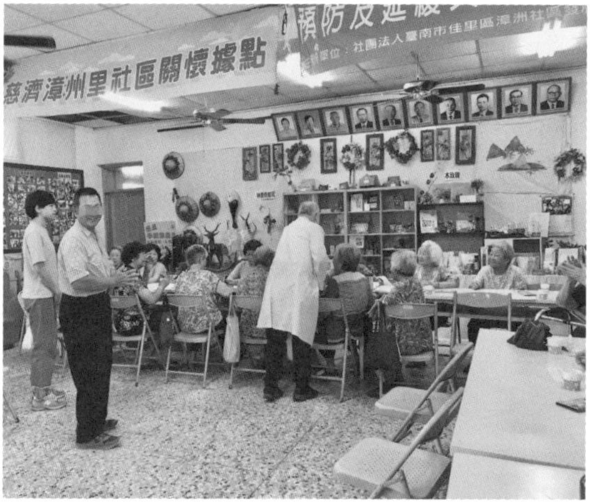

▲ 前往台南漳州社區與里長共同舉辦記憶保養班。

營造友善共老圈，相互學習與照顧

人老了，要懂得欣賞「老」東西，好比葉子黃了，把它從樹上摘下來，夾在書本裡，翻開來欣賞「老」的蘊味，雖然可能已斑塊點點，卻依然挺拔、精神奕奕，這就是老的真諦。

人老了，要養成一些習慣，譬如沖咖啡。先煮水，將兩湯匙咖啡豆磨粉，濾紙先用水潤濕，將粉倒入，一面滴水一面注意濾杯刻度，一面調節呼吸，到二百西西刻度就可停止沖水，如此一杯濃郁的咖啡，可以醒腦。訓練好這一些步驟，維持不斷，就能掌握自己的人生到老。

人老了，不能期待兒女能陪在身邊照顧自己，因為孩子大多還在外地打拼，所以要學習自己照顧自己。建議可以以住家為中心，

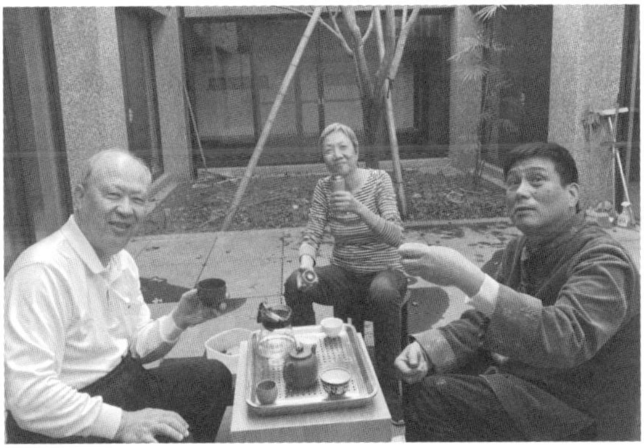

▲ 與共老圈老友一同在家中的中庭喝茶、聊天。

周圍五百公尺畫一個圈的範圍，找年紀與興趣相仿的鄰居，形成一種「共老的聚落」，一個友善共老圈。換言之，就是在各自獨立的空間中，常常聚一下、共享生活，了解彼此的近況，然後相互學習包容對方。這些老伴們，其實也跟婚姻伴侶一樣，需要時間慢慢磨合。當遇到煩惱的事時，大家可以把心裡話都說出來，最後像是兄弟姊妹一樣，沒有利益的考量，只有相互安慰、彼此照顧。

一、左鄰右舍一碗湯的距離，開心付出與分享

我家就在嘉義民雄中正大學旁的社區，這個社區百分之八十的住戶是學生。每年都有一批新面孔的年輕人住進來，所以這個社區永遠年輕不老。社區供應的生活必需品應有盡有，光是 **7-11** 超商就有三家，其他便利商店也到處看得到。

我們有五個家庭住在附近，彼此的距離大約二百公尺，也可以說是一碗湯的距離。怎麼說是一碗湯的距離？因為做好一鍋湯端到鄰居家，湯還是

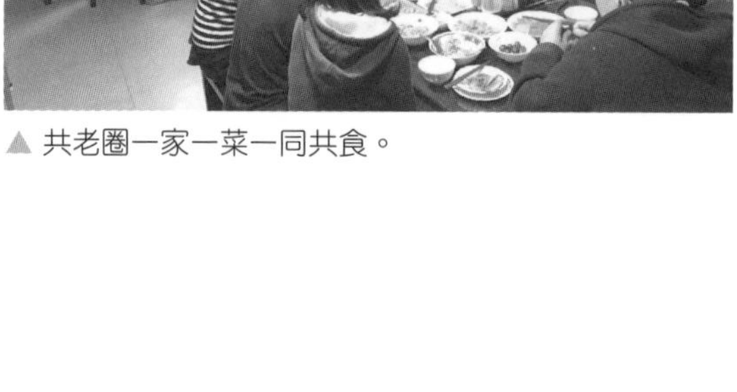

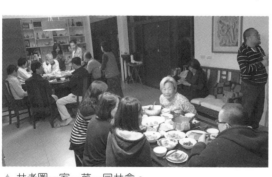

▲ 共老圈一家一菜一同共食。

熱的。有位菜農，每個星期都會開車送來五大包青菜，每一家都用LINE先預訂好，連菜錢都先準備好，菜農拿下車來，便一手交錢、一手交貨，真方便；有的鄰居認識魚販，也是一起訂貨，一起分享；也有鄰居去市區吃到哪家美食，覺得好吃，就多買幾份，每家一份。

三不五時，每家帶一道菜，聚在某個家中，一起吃飯聊天。聊天內容可精彩了！兩位文學教授、一位歷史教授、一位勞工系教授，還有財政專家，加上我這個醫療顧問。從談古論今，到人物分析，再談身體保健，往往聊到晚上十點了！若不叫停，是停不下來的。這些老友鄰居都退休了，只有我這個醫生，還要走到社區關懷失智老人。他們聽到我正在做失智症關懷社區據點，就算大家年紀都一把了，但他們都願意付出，還成了我最好的志工，陪著我一起去做篩檢、服務失智老人，一起做對社會有意義的事。

我們都住在三興村，大家發願，共同努力，把三興村打造成一個高齡友善社區。大家都是七十上下的人了，抱團取暖過生活。有的家裡多了孫女、外孫女，我們就一起「含飴弄孫」，這叫做「共孫」。我們甚至也吸收了年輕朋友，一同打造自己住的社區成為友善社區。只有付出才能換來青春活力的支持！

二、不是到養老院養老，是走進社區安老共老

有些人選擇老後到養老院過晚年，但想想養老院裡的老人們，他們離開了自己熟悉的屋子、熟悉的社區，到新環境重新建立人與人之間的關係、人與環境的關係，那是一種「累」！就連熟悉的醫病關係，也可能跟著斷了，那在心中造成的不安，該如何平復？養老院能養老，但能安老嗎？再多的錢，也只能買個食衣住行的方便舒適，卻買不到這個「安」！

老，不是非得住進養老院活著，而是走進自己住的社區，和街坊鄰居一起打造未來，再創「老化的」台灣奇蹟！

我雖然是七十多歲的老人，正逢這個充滿發展契機的時代，運用自己成熟的智慧及尚可應付的體力，帶領一群年輕人與政府及社會有心的企業、學術單位，共同創造理想的高齡友善照護模式。這些夥伴包含有社區村長、里長、

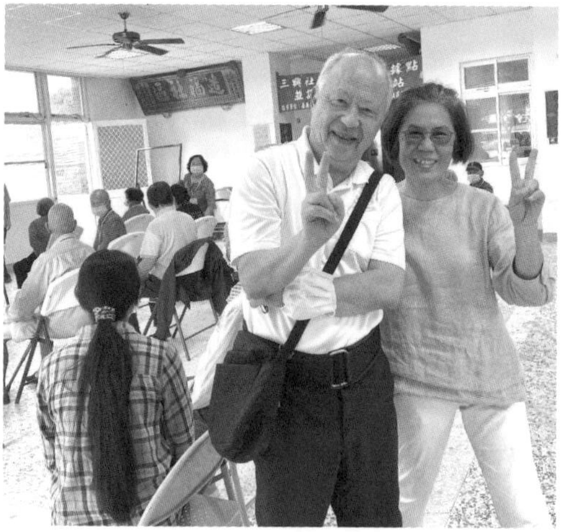

▲ 與企業家麗蓉一同經營三興社區高齡照護。

發展協會理事長、社區宮廟主任委員、派出所所長、郵務士、國中國小校長；大學社福、成教、心理、電機、法律教授，及企業家、律師、牧師、社區開業醫師、甚至社區居護所等，我們共同打造實用的在地失智照顧模式。

如此老而有所用，人生快哉！

三、籌設社區居護所，成為照顧家庭醫療網絡

年紀大了，難免有些病痛，所以住的地方最好離醫院近一點。因為老人生了病，在家不舒服時，需要去醫院求診，若交通不便，就會是一個大問題。若是住家離醫院近，就醫方便，或是有個可以發揮協助就醫功能的「社區居護所」，這樣的壓力就能減少很多。

但設置「社區居護所」及強化「社區居護所」的素質與功能是政府的事嗎？不，其實是每個人自己的事！居護所裡有專門的護理師，可以成為社區家庭的醫療諮詢顧問，也能安排就醫療程，是安定社區家庭醫療服務的「定心石」。老人要自己「護持」社區居護所，就好像要常去住家附近的餐廳，讓店家生意興隆，

店家就不會倒，自己才「方便」就食；又如大家會買保險，但那只是多一個「錢」的保障，若能付些錢把周邊的居護所做「強」、做「實」，定期請居護所的護理師到家裡坐坐，幫忙老人家量量血壓，關心健康狀況，每個月付些諮詢照護費用，那才是給自己一個「人性、專業、關懷」的保障。

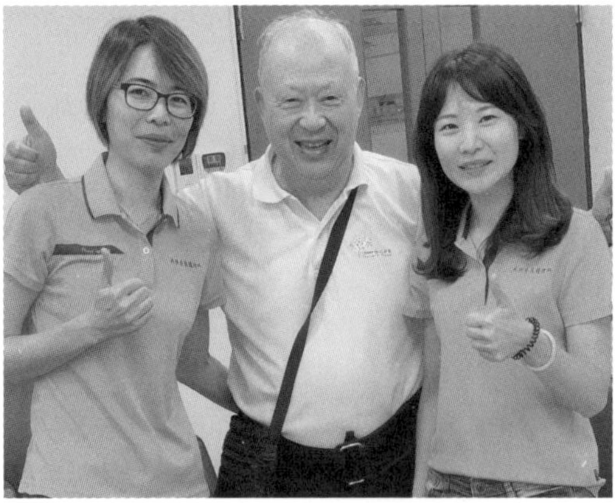

▲ 與共樂居家護理所秋滿及芳雅護理師合影。

♡讓中年菁英無後顧之憂，企業可以思考的老老照護與銀髮日托

（文／陳英俊　康揚輪椅股份有限公司董事長）

當今，「社會老化」與「老化的社會」對立足在台灣的企業，衝擊是相當巨大，因為，人力來源短缺了、人手不足了，企業也就很難繼續發展了！

而「人力短缺」實際上是兩個現象同時積累所成，第一個簡單外顯的現象是出生率低，導致每年投入職場的年輕人有限；另外一個不是那麼外顯，卻造成更大隱憂的，是仍在職場且處於最佳狀態的中年精英這群人正值四十、五十歲之齡，擔負著企業重任、最需要投入全副心力的職涯階段，卻須掛念著家鄉七十、八十歲的雙親在逐漸老化的過程中，生活變得越來越孤單、越無助……

事實上，一個靠著雙薪撐起的家庭，每天努力工作，但不久的將來一定會發覺必須嚴肅面對四位老人的養老生活問題：不論三餐料理、出門伴行、就醫安排、精神伴護等……但顯然大部分的人面對處理的方法就是「不處理」，亦即放任已經開始退化的兩位老人家，用著老人家習知的舊有生活模式去適應或忍受沒碰過的新問題！

站在企業的角度設想，如果企業能夠協助解決問題，那麼自然就能夠留住這群中年

精英繼續為企業打拼，企業就能穩定發展。這些年來感受曹爸在嘉義三興村推動的社區老人照護實驗模式，讓身為企業主的我，思考可以有大力介入的角色扮演。而這個扮演是以解決企業內部「員工穩定性」的ESG議題以及企業回饋鄉里的「SEG道德」議題，而不只是停留在「營利」的訴求！

因此思考補強一些曹爸的實驗模式後，我整合出一個大膽的構想：台灣每個鄉下的「村」及都市的「里」都可以規劃幾家日托中心。每家日托中心都是由當地企業站出來各自（或幾個企業聯合）整合資源而組成。這些企業內的員工，早上上班時，就把家中的老大人帶過來日托中心，下班時再一起帶回家。每個日托中心規模約在三十人上下。老人家白天在日托中心，可以有免費中餐供應，也有輕鬆銀髮課程教學，老人家們各自尋找同好形成他的新社交圈。課程由村、里附近學校義工主持。另外，結合社區附近醫療院所的義工，則可以協助日托中心的老人家安排例行診療行程等。

換言之，即是由在地企業站出來，整合當地的學校、醫療院所、社區義工、政府補助款、社區人脈、企業捐助等資源，形成遍地開花的銀髮日托中心，這樣就可以解決亞健康的銀髮族群日常安養的大問題了！

「一個老人」的問題，傳統上必須百分之百由家中年輕人去解決，但是「一群老人」

的問題，則在彼此互助下，幾乎一半以上的問題都可迎刃而解，只留下一半問題給年輕子女負擔。「老老照護」一直是歐洲的安養策略，只是這個策略的挑戰是：誰站出來整合資源，形成組織來讓老老可以相互扶持？

社區（村、里）中的私人企業，由於長期專精於公司經營的資源配置、組織人力等管理技巧，所以如果願意熱情站出來整合資源，幾家公司聯合，就可以輕鬆建構一個日托中心！

傳統營利的私人日托中心，是拿「錢」辦事，曹爸的實驗式「日托」，則是拿「人」辦事！把社區內的退休老師和附近的大專院校學生義工組織起來、讓社區鄰里長的人脈動起來，更讓政府補助款高效率用在刀口，甚至影響在地企業願意加入，如此便可把社區內平日孤獨在家的老人家吸引出來「類日托」中心，大家一起活動、一起煮飯用餐。這些餐點還來自老人家們當天帶來自家種的菜、生的雞蛋、採收的水果呢……

如前述，如果可以加上在地企業回饋鄰里的熱忱，站出來登高一呼並且主辦資源整合，那麼台灣遍地開花的中小企業必定可以讓非營利的日托中心遍地結果！這在因應高齡社會的國際議題上，將又會創造出另一個台灣奇蹟！

第二章——善用社會資源，紓解壓力及心理負擔

主動參與病友團體，交流照護經驗也可紓壓

有一次我到民雄鄉北斗村做失智的宣導，我們告訴北斗派出所的所長，如果找到了走失的老人家，除了把老人家交給家屬之外，也希望所長能夠與失智中心聯絡，然後我們就可以提供失智老人一個完整的醫療服務。

在診間或居家訪視常看到許多失智者和照顧者的無助與徬徨，促使我積極想為他們做些事，於是多年來失智症病友會暨照顧者支持團體、記憶保養班、社區據點陸續開辦，這麼多團體陪伴

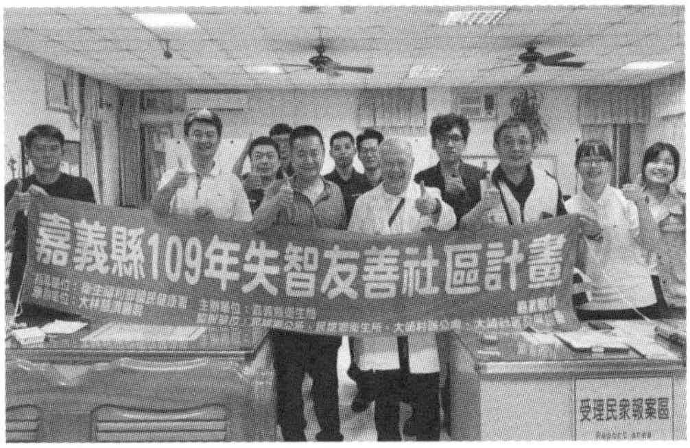

▲ 民雄北斗派出所做失智友善宣導。

許多失智者及照顧者和家屬，走過生命幽谷，找回生活的意義與目標。

但與其說是我陪伴他們，倒不如說是他們陪伴我，因為失智長者的疾病示現，讓我在失智醫療領域有更多學習，讓我更知道如何陪伴失智的母親和更多的失智病患，真心感謝彼此的相互陪伴！

一、失智症病友會／家屬支持團體／互助家庭

失智的問題在家庭。家人照顧產生的壓力，及如何照護的經驗，是需要開導的。但是一般失智的家庭很難得會與別人分享自己痛苦的經驗。

我從花蓮慈院到大林慈院接任神經內科主任，已是屆退年齡，為不負所託，我這老醫師不敢懈怠，努力想方設法，提供病患更適切的醫療協助。期間發現雲嘉地區老年人口比例偏高，非常需要關懷，尤其失智症的病患及家屬，當時還沒有受到相關單位的重視，我就思考著除了醫療的協助外，還能為他們做些什麼？於是大林慈院神經內科在二〇一二年五月，成立「失智症病友會」及「失智症家屬支持團體」。

失智症病友會

由專業醫療人員和志工一起陪伴失智長者參與各種活動，讓失智症病患增加與外界互動的機會；而各式各樣的活動設計，則是為了強化失智症病患的認知功能。成立失智症中心後，希望提供失智者家庭更多的關懷與照顧，於是我們每個月都舉辦一次病友會。失智者在一個廣場由醫院社工及志工帶著活動，家屬及照顧者則在隔壁的空間與臨床醫師座談，大家一起坐下來，圍成一個圓圈，彼此交心，分享照顧的甘苦經驗。

長照2.0實施後，雖然各地都成立失智據點，但我們的病友會沒有停止，改成每三個月舉行一次。邀請各領域專業朋友與家屬們交流，讓這些專業領域的朋友們更瞭解失智症照顧的甘苦，進一步能提供該領域的協助。隨著時空變遷，關懷家屬的方式都不同，但那顆關

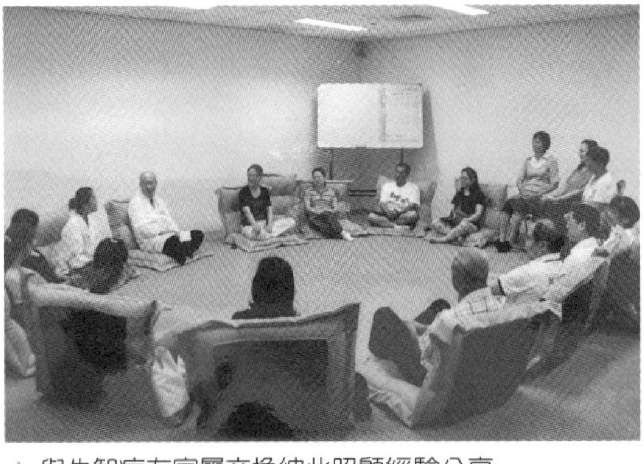

▲ 與失智病友家屬交換彼此照顧經驗分享。

懷的心，人傷己痛的心不變。有一次我們請到台灣失智症協會湯麗玉秘書長來給大家指導。席間，湯秘書長驚訝的對大家能用正向的方式面對失智症很是讚賞，這同時是給了大家很大的安慰。

失智症家屬支持團體

由醫師、護理人員、營養師、物理治療師、社工、志工等醫療團隊成員，提供多元的服務，並適時給予紓壓環境，讓家屬彼此分享照顧的經驗與甘苦。一開始常常有人因為照顧的種種委屈而說到流淚，也有家屬提出照顧的困擾尋求協助，在場的家屬們會幫忙想辦法，一起面對困難，讓照顧者不再覺得求助無門，而有所歸屬和被支持的感受，更能相互扶持，在照顧路上不孤單。

早先幾個月，參與的家屬及照顧者會述說

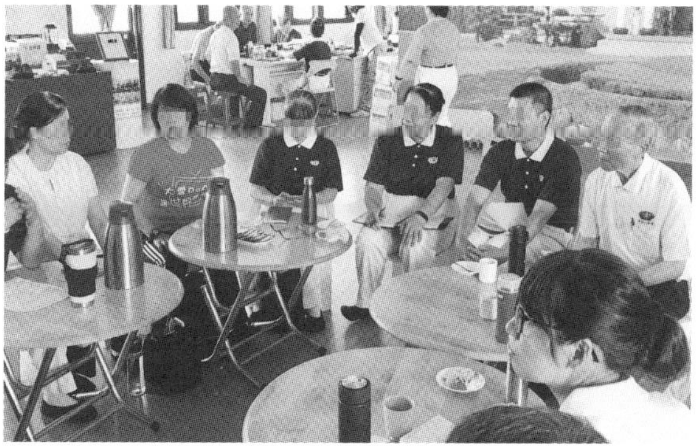

▲ 安平記憶保養班家屬支持團體。

自己照顧的苦悶與無助，因為同樣都是照顧者，反而能敞開心胸，說著說著會激動的流淚。有時有的家屬會補充分享自己遇過的情境，最後又是用什麼方式解決的。長期下來，大家都帶著欣悅的心情分享自己的解決方法。

互助家庭

社區照護據點的重點是照顧失智長者，並給予失智症病患家屬支持。我們在嘉義溪口鄉游西村的「互助家庭」比較特殊，那是一個優美的三合院老宅環境，由我們大林慈院失智症中心負責推動，屋主是病友孫姓家人無償提供，由家屬帶著失智長者來到這個「家」，失智長輩們可以做活動，家屬們則自己買菜一起為大家做飯，一起聊天。在這樣的環境裡，又有我這位專業的醫師在旁提供指導，也有專業的個管師和志工一起協助，讓家屬們會更輕鬆的在做飯、聊天之中，交換彼此的照護經驗。每週見一次面，漸漸變成了最親密的朋友，彼此相互照應、相互關懷。平實而溫馨的日常，就像在家一樣。

我們也與中正大學高齡研究中心合作，請專業的老師教導家屬們學烏克麗麗，提供紓壓的管道。他們許多人是第一次拿起樂器，開始學習簡譜，彈奏簡單可愛的童謠，慢慢地也能彈奏出幾首老歌，如《望春風》、《快樂的出航》等。甚至後來在一個大型的高齡照護活動中上台表演，不但愉悅了自己的長輩，同時也美化舒壓了自己的心。

嘉義縣溪口鄉的互助家庭，已經有五年的歷史。那時我們在大林慈濟醫院辦了失智症的病友會，每個月舉辦一次。家屬帶著失智長輩一起參加，家屬可以坐下來分享照顧心得，失智長輩則在另外一個空間由志工帶他們做一些活動。這樣的情感一直延續到現在，成為互助家庭的骨幹。

我們這個互助家庭裡面，失智狀態有從最早期的走失，漸漸開始大、小便失禁，甚至於摔倒、髖骨骨折、手術，之後又可以走來繼續在互助家庭裡參加活動。因為在互助家庭中，他們可以感受到溫暖，另外在互助家庭裡面有彼此幾年下來一起參與變成熟悉的面孔和聲音，更難得的是，一直有我這位失智專業的老醫師在旁陪伴，配上我們專業的志工以及個管師，讓失智長輩無論是中重度的情況，都仍每個星期來到這個溫暖的互助家庭。

失智長者常常有許多的共病症，也許是泌尿道的感染，也許是嗆到的肺炎，因而住進了醫院，我們醫療團隊都會協助陪伴住院的過程，所以縱使住進醫院，失智長者也有家的感覺，往往出了院，並不是直接回到家休息，而是先來到互助家庭走動。

在互助家庭，我們沒有太多繁瑣的課程給失智長者，他們想要在輪椅上打盹，或者是在沙發上躺下來睡覺，都可以、都自在。家屬們也在一起聊天、做飯，一起吃飯。這是一個可以讓失智者善終的地方。每一位在這裡人生畢業的長者，都能帶著喜悅的笑容離開；而家屬們也因為在這幾年的相互陪伴之下，心都安了。若遇到失智長者往生，大家心有不捨，卻也互相安慰，甚至有些失智長者已經往生的家庭，照顧者還會回到互助家庭裡，陪伴大家聊天、吃飯，把互助家庭當成他另一個溫暖的家。

一位六十多歲的照顧者，職業是企業家，照顧九十多歲的失智媽媽。他媽媽往生後，每個月仍會回到鄉下的老家看一看，也一定會來互助家庭，他說他來到這個地方就好像娘家的媽媽在互助家庭裡，他還可以感受到媽媽身影的存在，因為看到其他失智長者的過程，也像看到自己媽媽的過程一樣，大家用愛心、同理心，相互產生的一個很微妙的環境，即便長者走了，卻好像還留在這個家庭，活在大家的心中。

♡如同家人般互相關心的溪口互助家庭

（文／林嘉雯　大林慈濟醫院失智症中心社工員）

二〇一七年互助家庭計畫為了找一個像家的場地，從大林鎮找到新港鄉再到溪口鄉，從民宅找到活動中心再到幼兒園，前後共找了6處場地卻都不適合，最後終於在溪口鄉找到了這個有著三合院，旁邊還有龍眼大樹可以乘涼的「互助家庭」。

第一次整修重點，從清掃、油漆，到水電修繕完成，互助家庭就開始運作了。第二次整修重點，因僅有一間廁所，且位在樓梯下的一角，空間較狹小，為了讓失智長輩與家屬有更友善的使用空間，曹爸親自指導修繕，就這樣完成無障礙廁所與浴室，又多增一間廁所；廚房也整修適合多位幫手一起烹調料理的空間。第三次整修重點，因為戶外龍眼樹下是泥土地較不平整，就設計了無障礙、較平整的木板平台，也可成為表演的平台。

不論是空間的規劃、餐桌座椅以及沙發的軟硬度、無障礙的廁所環境、平整的戶外平台等，都是為了給予互助家庭的成員安心安全又溫馨舒適的空間與環境，而這也是失智服務提供很重視的一環。

來互助家庭的楊阿嬤，會主動幫忙打掃環境，整理大樹下的落葉，而且每次都很堅持要掃乾淨才要休息，休息也不喜歡喝水。只好跟阿嬤說：「曹主任（曹爸）說大家都要喝水，他請我幫忙關心妳有沒有喝水，等一下會打電話問我。」阿嬤說：「安捏後，好～我喝」。

陪伴照顧失智長輩，找出對失智者關鍵的人物，偶爾善意的謊言，也是照顧的技巧。

＊

由孫子載來互助家庭的吳阿公：「你對我很好。我要給你加薪」。雖然沒有真的加薪，但很感動。照顧失智長輩，如同一般的長輩，仍需給予尊重，雖然他不會記得自己說過的話，但情緒記憶會讓他記得誰對他的好。吳阿公有時也會掉淚，載阿公來的孫子，陪著阿公唱以前會唱的台語歌，後來阿公就不再掉淚，也會跟著唱。

讓失智長輩做還會做的事，沒有壓力，開心過日子。

＊

坐在輪椅上的賴阿嬤，眼睛經常閉著，以為她在睡覺，幾乎沒聽過她的聲音，女兒或兒子都會載阿嬤到互助家庭來，阿嬤很喜歡來這裡聽大家聊天和唱歌，有一次阿嬤在戶外曬太陽，我貼著阿嬤耳邊問：「阿嬤來這裡歡喜無？」，阿嬤竟然回應：「有啦！」。

有人聲、音樂聲、歡樂聲，讓失智長輩自然自在。

＊

獨自照顧母親的阿華：「自己一個人在家照顧媽媽，如果自己身體不舒服，在家怎麼了，恐怕都沒有人知道，心裡好難過。」互助家庭其他照顧者回應他：「每天要發早安圖到互助家 LINE 群組，若沒有看到早安圖，就打電話給你！」阿華笑出聲。曾有家屬說，自己有血緣的家人，但在互助家庭又多了沒有血緣的「家人」相互關心，彼此支持，很幸福也很溫暖。

＊

外籍看護阿蒂因為照顧轉換，家屬對阿蒂說：以後吃不到你做的料理，吃不到你做的超級辣的辣椒了。阿蒂默默地在冰箱裡留了一瓶超級辣椒醬給互助家庭。

外籍看護也是互助家庭的家人，不指使，給予尊重，相互幫忙。

＊

據點的主責人員，除了執行計畫，很重要的是了解每一位失智長輩的不同，並給予尊重與對待，多一點耐心與關心。對照顧者則是多一點傾聽與支持，不過度給予意見。

互助家庭的成員能彼此關心，在於有一位很重要的支柱——曹爸，總是每週三來溪口互助家庭關懷大家，有他在，大家的心就安定。

這是一個讓失智長輩自在、沒有壓力的環境；也是讓照顧者有歡笑、有淚水，彼此互相支持的園地！家屬說，互助家庭是大家的另一個家，希望這個家一直都在。

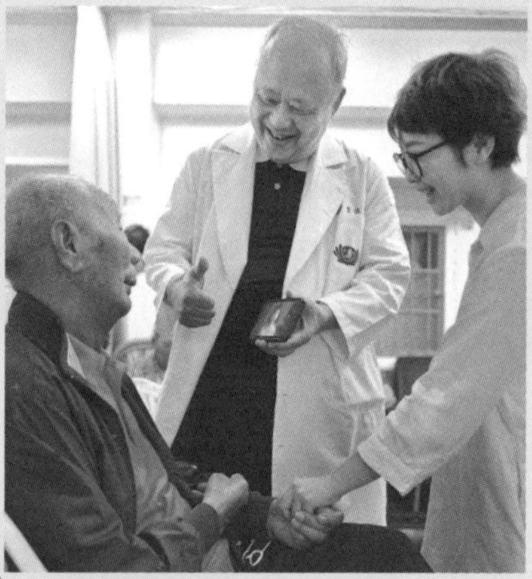

▲ 醫療團隊用心關懷互助家庭，陪伴長者與家屬安老共老。

二、樂智學堂

二〇一四年七月，政府正視長照問題，衛生福利部推動「長照樂智社區服務據點三年計畫」，於全臺開設二十二個長照樂智社區服務據點。由於「病友會」及「家屬支持團體」獨特的運作方式廣受好評，因此大林慈院失智症中心在眾多醫院中脫穎而出，獲選承辦全臺二十二個據點之一，取得嘉義縣唯一的名額，開始在溪口鄉游東村成立社區第一站「樂智學堂」，每週兩堂課，提供長者認知訓練、體適能帶動等有助於延緩失智的課程，也緩解家屬照顧壓力。在眾人的努力下，甫成立一年就被評定為特優據點。

雅芳就是溪口樂智學堂的「粉絲」。年輕時因為母親不滿意自己選擇的對象，毅然離家北上，組成自己的家庭。隨著時光飛逝，母親的記憶力逐漸衰退，原本極強勢的個性，變得更加不易相處。兩年前家人發現母親的問題，就醫後確診為輕度失智。在哥哥的要求下，雅芳暫時放下北部的家庭及工作，回到故鄉陪伴母親，這個過程讓母女關係變得雪上加霜，令雅芳痛苦不堪。

為了不讓母親覺得自己整天「閒閒沒事」，雅芳開始做家庭代工，只是母親雖不再念她沒事做，仍在生活中百般挑剔，而哥哥們因未與母親同住，且與母親關係較好，實在無法體會雅芳在照顧母親時所

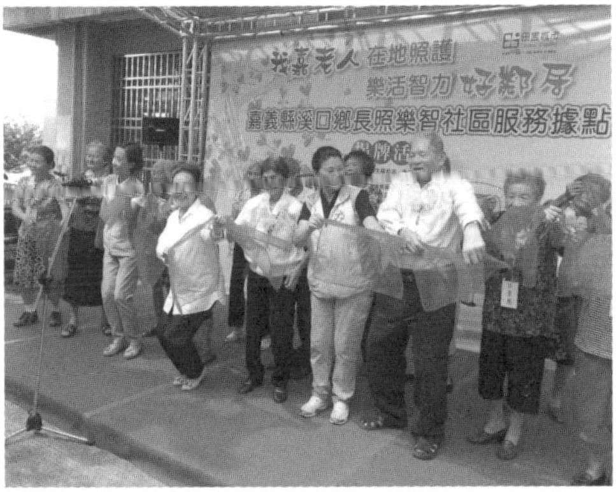

▲ 溪口樂智學堂開幕，縣長與長輩同樂。

遇到的困境，更讓她感到照顧母親度日如年，有苦無處訴。幸運的是，這個情況在雅芳帶著母親上樂智學堂後，獲得改善了。

當雅芳收到失智症中心成立溪口樂智學堂的訊息，便立即打電話預約，所幸母親也願意參加這樣的活動。雅芳的母親在溪口樂智學堂時，會與「同學」一起打掃環境、唱歌、玩遊戲、做運動，課堂上有老師、志工及其他同學的陪伴，雅芳的母親總是笑臉迎人，一點都看不出平時在家的種種問題，可以讓雅芳暫時放下照顧的重擔，因此即使每週有兩天要一早從嘉義市區搭火車到大林，再轉搭接駁車到溪口，但能夠有兩個上午的喘息時間，且與其他家屬彼此分享照顧甘苦及經驗，也讓她獲得支持及成長。因為特別珍惜這樣難得的喘息機會，偶爾團隊要到其他社區舉辦活動，雅芳也會帶著母親一起前往，除了參加活動，也樂於分享自己和母親參加樂智學堂的心得，成了課堂上的小助教。

＊

有位八十一歲的阿嬤原本不識字，但是看到樂智學堂「同學」在報到時會自己簽名，於是自己舉手要求學寫字，後來不但會寫名字，還帶動學堂學寫字的風氣，因此特別感恩許多幕後的推手，讓樂智學堂推展成功。另有一位大家暱稱「瓠仔阿嬤」的長輩，一開始來上課時，堅持穿著下田時的袖套，就像隨時準備回到田裡工作一樣，即使旁人勸她脫下都不願意，後來越來越融入學堂的課程，來上課時也開始打扮得很漂亮，不再自我封閉。

*

江先生每次都開車載著九十二歲的母親到學堂來上課，並且在一旁等待。他提到因為母親的同齡友伴、親人都已離世，覺得自己怎麼不快死一死，讓身為子女的他聽了很辛酸。而由於失智問題，常常同樣的話說了一遍又一遍，家

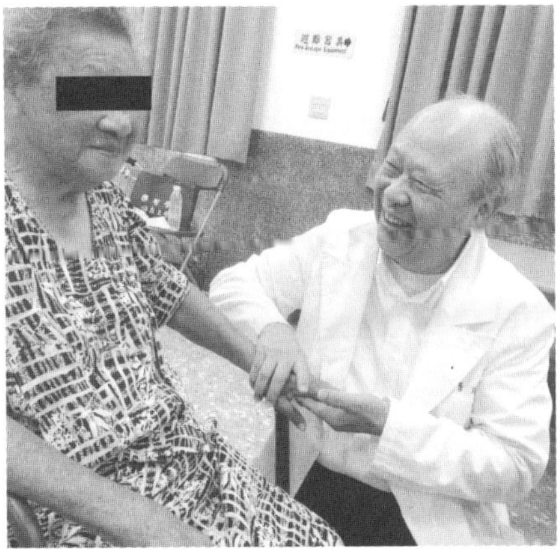

▲ 江阿嬤在樂智學堂總是笑咪咪的。

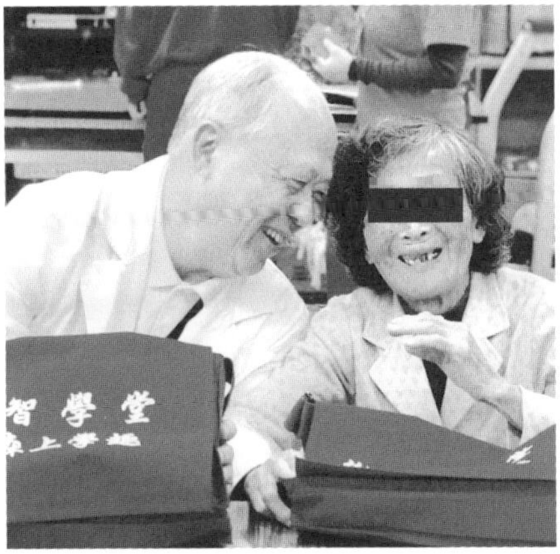

▲ 樂智學堂的書包——嗨森上學去。

人再有耐心也聽煩了。但是來到樂智學堂，江先生的母親與另一位許媽媽結為好友，兩人有說不完的話，加上彼此症狀類似，說過就忘，所以同樣內容說再多次都不覺得煩，讓子女得以趁機鬆口氣。

三、記憶保養班

自從在嘉義溪口鄉游東村成立社區第一站「樂智學堂」後，大林慈濟失智症中心接著在民雄鄉大崎村、三興村及慈濟臺南佳里聯絡處成立「記憶保養班」；二〇一五年十月，又新增梅山鄉、慈濟北港聯絡處、佳里區漳洲里三個據點，並接著在溪口鄉溪東村成立「老玩童健腦長壽訓練班」。二〇一六年年初，在高雄慈濟人醫會的協助下，於高雄靜思堂與高雄楠梓區開課；至今全臺已有十個記憶保養據點。

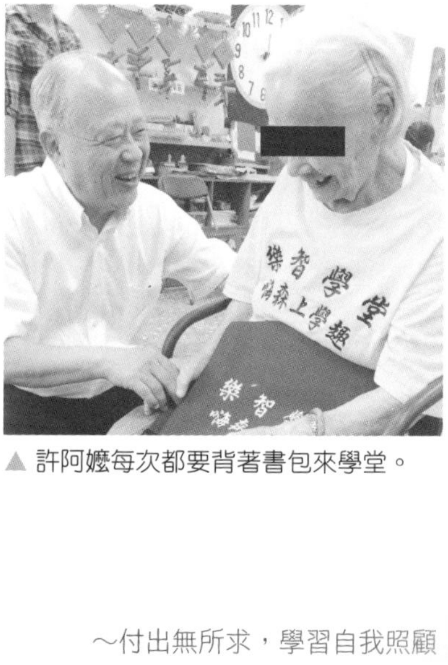

▲ 許阿嬤每次都要背著書包來學堂。

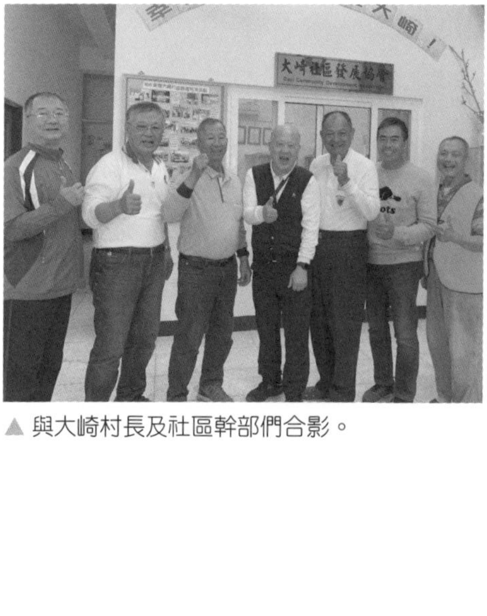

▲ 與大崎村長及社區幹部們合影。

年長者對於「失智」這個字眼其實會很反感，記憶「保養」是每個人都需要做的，改換說法，也讓更多年長者願意接受而進入據點接受服務。服務時間以每周半天，提供長者們2個小時的動靜態課程，每個據點平均有二十多位失智長者參加，總共有兩百多名學員，這也象徵著兩百個家庭的維繫，而這些失智家庭的辛苦，長久以來一直沒有被看見。

長者們真的很可愛，只要看到穿著白袍的醫療人員走進社區，縱使只是聊天喝茶，他們也會非常感動。我自己在與失智症病患、家屬的互動中，同時獲得很多能量和啟發，而能更加積極規畫未來，讓失智症照護不只停留在醫院，能更深入社區。

對我來說，社區據點最大的功能，不是減緩症狀，而是提供失智症病患一個可以安住、想到就會笑的環境。這種環境是什麼樣貌呢？舉例來說：

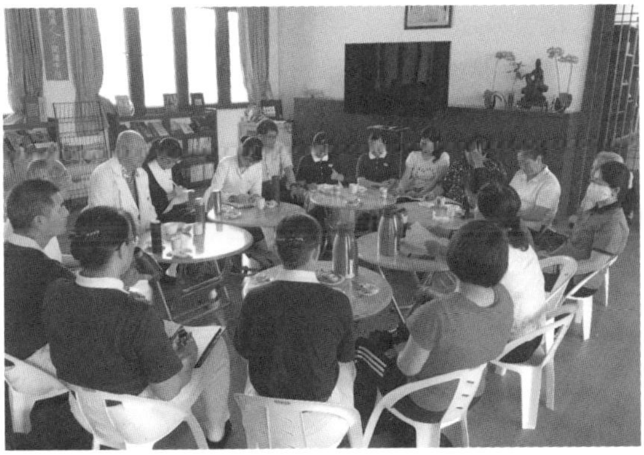

▲ 安平記憶保養班家屬座談。

佳里記憶保養班成立七年了，每個星期四上午，大家聚在一起，活動手腳，做做桌遊、動動腦。

記得有一次記憶班來了15位老人家，家屬得知我要來，也來了四位。我和家屬們在另外一個房間聊了一個小時，家屬們還是無法將心比心，照顧上產生困擾與不適應。

要找出老人家還保存的認知功能，並且與之互動，老人家就會有尊嚴，心情也會較平和。這也像在帶嬰兒一樣，需要適時餵養與安撫，而且要學習用她所看所想的心思，跟她對話，要接受她的認知退化是逐年變差。家屬需要做的就是輕安的陪伴長者終老。

*

另一個安平記憶保養班是每周星期五聚會，我們同樣會有家屬座談時間。

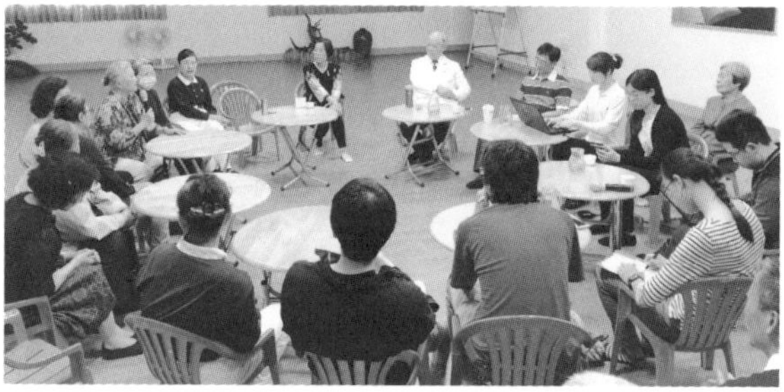

▲ 與佳里記憶保養班家屬分享照顧經驗與技巧。

有位94歲阿嬤白天睡覺，晚上不睡。每一個半小時就醒來講話，講個不停。講累了再睡一個半小時，又醒來講話。

家人帶去看醫生，吃了藥，一睡就三天。家人不敢再給她吃藥，問我怎麼辦？我說：人的睡眠有周期，一個半小時就一個周期。年輕人睡得實在，可能三個周期才醒來一次，一睡就有四、五個小時。老人家睡得淺，每一個周期都會醒，醒來就給她喝點溫牛奶或是豆漿，一百五—西西就夠了，跟嬰兒一樣。兩三個小時醒來就喝一點，她就能安穩的睡了。

中正大學法律系施慧玲教授這回正好同行，協助解答了安寧緩和照顧的法律問題。四五個家庭照顧的問題，討論起來很熱烈。討論完就一起參加老人們的桌遊。這次玩的是骨牌，老人家都玩得好歡喜。

失智症病患的家屬們確實需要關懷，關懷他們需要有「心」人，有愛。有心人最好是醫護人員，因為他們的關懷更容易得到家屬的信賴，而打開心扉傾訴。醫者父母心，唯有把失智的長者及家屬當作自己家人一樣的關懷，才能真正體會他們的苦與需求。

上述全國各地都有相關協會、照護中心及社區服務據點，有需要的家屬可以逕向各辦理單位洽詢相關細節。

善用政府長照2.0，減輕壓力與負擔

失智的老人，往往無法照護自己的生活日常，需要有家人在旁協助照顧。因此，失智症病患的家庭，無論在經濟或生活上，都有著極大的壓力與負擔。政府長照2.0政策上路後，提供了許多照護方面的資源能夠運用，可以向有關單位提出申請，居家評估符合補助資格後，可以得到很多種方式的照顧，包含：

①可以申請讓居服員一週兩次或三次到家裡為長者洗澡。
②每天可以安排居服員陪長者散步一個小時，也可以陪長者到醫院就醫。
③居服員可以為長者做一頓飯，打掃家裡環境。

這些服務都是視長者家庭環境的需求而定，甚至可以安排醫護人員到家裡做診療。

在台灣，許多失智長者都會有子女或看護在家照顧，長照2.0提供的資源，可以給予失智症照護者適當的支援，除了提高失智症長者的生活品質，也能讓失智症照護者得到適當的舒壓和喘息的時間。甚至可以在居服員居家服務的半天時間裡，讓照護者可以去處理一些個人事務。

有些家庭有能力，可以申請到外籍看護來幫忙照應，一個月費用大約在兩、三萬間。但有些家庭是付不出這筆額外費用的，於是政府資源就得更加到位，可以安排每天都能有居服員到家裡幫忙準備食物，盯著長者服用藥物。

長照2.0實施多年，在社區裡舉辦不同種類的老人照護團體，協助家庭及社會照顧失能與失智的老人。有每週三天或五天的照護課程，長者可以住在自己的家裡，可申請車子接送長者到在家附近的服務據點去上照護課程。課程內容通常由專業的照服員帶著長者做肢體上的運動，以及認知的訓練。如此，失智長者可以繼續和家人一起住，又可以得到妥善的智能身體訓練。

這些年來，政府在失能失智的照顧方面，投入大量的資源，也培養出許多在地照顧的服務人員。有了充足的照顧人員，配上良好的照護政策，台灣社會才能得到安定的效應，就能實現如禮運大同篇所說的「老有所終」。如今又在推動失智友善社區，培育失智友善天使，讓照顧失智的知識及技能得以普遍落實在社區民眾身上。隨著科技的進步以及老人對認知訓練的成長，照顧失智的方法與策略都需要與時俱進，進而發展出適合不同社區文化背景的友善照護模式。而大家對失智的觀念也漸漸改變，進而能與社區融合一起，共同關懷失智。

家訪也是失智症中心的另一特色，這是不計時間成本的關懷。個管師每週都會安排固定的家訪，通常每次去拜訪兩戶人家，一新一舊，新案是要確認他們是否需要進一步治療，舊案則是持續關懷在家裡的活動情況，以及生活起居是否有困難。

家訪可以讓醫療人員知道失智家庭的真正需求。

我曾經到一位中度失智的阿嬤家拜訪，聊天時，發現阿嬤以前是一位裁縫高手，講著講著，阿嬤居然把我當成是以前來訂做衣服的客人，而要幫忙她選衣服；我就順著話，陪伴阿嬤回憶那個她最輝煌的歲月；雖然這個夢在阿嬤想畫設計圖時終止了，因為阿嬤發現自己畫不出來……

＊

有次我到社區做家訪，關懷一位髖骨骨折的95歲阿嬤，這位阿嬤平日由印尼籍看護照顧，女兒們則輪流回來協助照顧。見到阿嬤時，她正在院子曬太陽。受傷後，阿嬤的髖骨處打了骨釘固定，但是不願意起來走路復健，於是我教導看護陪阿嬤使用「足踏器」，阿嬤總算開始運動了，看護也跟著做了運動。家屬看到看護和阿嬤的互動，非常高興。

上面的案例，都需要醫療人員走到失智者的家中，觀察家中情況，才能看到問題，適時提供協助，並開出有效的處方，才能即時化解「失智家庭」的困頓，協助他們走出陰霾。

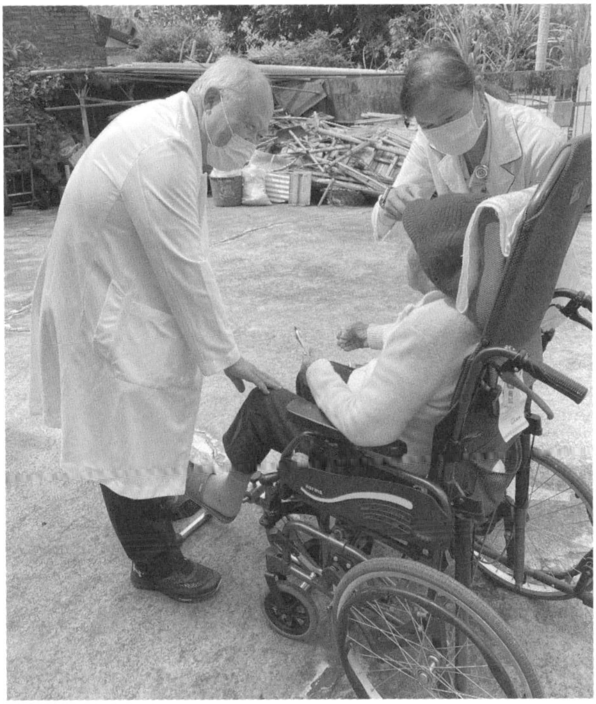

▲ 透過家訪可以得知失智者的真正的需求。

了解法律相關知識，保障財物與人身安全

政府的相關照護法規，對於失智長者（身心失能老人），其尊嚴、健康、人格、經濟安全、人身自由、平等參與、自立發展，應依法提供全人照顧、在地老化、獨立生活機會等相關公私機制。尤其對於需要長期照護的長者，應提供照顧及支持並重、安全與尊嚴平衡的照顧服務，而且可以引進日本葵照護（註）的「小規模多機能」概念。

相對於法院宣告的輔助及監護，在長照體系下接受照顧的長者，法律上確認身心失能持續已達或預期達六個月以上者，並且依「個人或其照顧者之生活需要」，應提供「生活支持、協助、社會參與、照顧及相關之醫護服務」。換言之，失能長者權益及照護機制，為受輔助或監護宣告之人及其家庭，提供事實上維護尊嚴地照護與支持服務。

另外，監護或輔助人也可協助防範機構或照護者對長者施加虐待疏忽或妨礙自由等不當對待。

一、慎防詐騙、侵占與非法轉移失智者財產

失智長者在病程中，會逐漸對金錢、財產以及生活上的基本行為失去辨識與處理能力，導致不自覺的揮霍財物，特別容易遭到詐騙集團有計畫的詐騙、侵占與非法移轉財產等事宜，進而引起許多法律糾紛。因此不管是病患或其家屬，都應該多認識與了解法律知識及資源，可保護自身的財務安全與權益保障。

另外建議，為保障失智長者財產的權益，家屬可以協助失智長者找尋信託業者，辦理財產信託，將財產交給受託人管理。

二、尋求專業協助，了解暴力背後的可能原因

在現行責任通報制度下，只要雙方是家庭成員，發生暴力事件即會進入通報處遇流程，然相較以往親密關係暴力以權控作為暴力防治介入的觀點，現行案件成因更加的多元複雜，其中因老年身心退化、疾病，如失智所引發的衝突，或者照顧壓力所衍生的暴力議題又是一種新的類型。

此類案件特別的是，我們接觸到的對象都是年紀較大的長者，而不論被通

報的是誰，雙方大多是照顧者與被照顧者的關係；然而，在這樣處境下的施暴者該單純被視為家暴中的相對人嗎？或者應該正視失智者家庭的照顧負荷，看見施暴者或其他家屬也是應被服務的一環，以家庭為中心的模式介入，看見這些家庭的壓力、照顧負荷、了解那些疾病發生的樣貌，後續我們才能連結社區的協助，杜絕暴力事件的發生。

註：關於「葵照護」，請參考原型設計及操作者森田洋之、家藤忠相和著，陳湘婾譯，Aoi Care葵照護：小規模多機能＋自立支援，讓人信賴的社區型新照護模式，太雅，2018。

三、開辦失智長者人權門診

文／王筱筑　大林慈濟醫院失智症中心社工師

從法律保障的角度看，我們想像失智長者在晚年受照顧的過程中，他可能會遇到什麼樣的問題？失智者從輕度到重度，其認知功能與表現出的症狀各有不同，有些失智者是記憶退化、有些是時間定向不佳、有些判斷能力開始出現問題，這些症狀漸漸地影響失智者解決日常生活問題的能力。而在醫院端，失智症個案管理師提供諮詢服務，許多時候

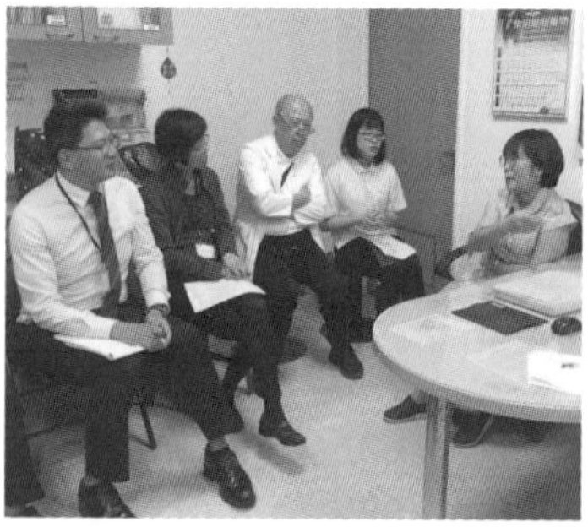

▲在診間的長者人權門診。

都是在與「家屬」溝通，家屬也會擔心失智長者的判斷力、自主能力沒有那麼健全，所以一定要在失智者病程還沒惡化之前，盡可能代替他所有的自主能力以「防止他被騙、被利用」，在這種情況下，有時甚至失智者本身的意志與照顧者的期待是相互衝突的。

上述點滴，是我們開辦失智長者人權門診的重要緣由，而透過服務經驗，也是讓我們透過長者的參與、家屬遭遇的困境，去探索失智長者的自主權展現的空間可以有多大？並以長者的意志為原則去處理失智家庭遇到的各式議題。

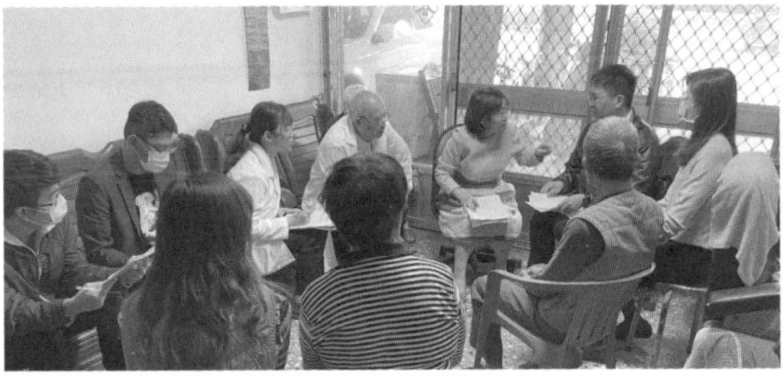

▲法學教授、醫師、律師到家中處理高齡人權問題。

■【人權門診案例】失智者的財產是子女的家產嗎？

阿公是位89歲的輕度失智症長輩，平常與兒子媳婦及看護同住照顧。媳婦表示阿公會懷疑她偷錢、在食物中下毒要害他，也會抱怨看護不煮飯給他吃，與同住家人子女關係不睦，但與非同住的乾女兒關係良好。

而據媳婦描述，乾女兒時常於探望阿公時向他拿錢，因此擔心個案因失智症導致處理金錢判斷能力下降，會被乾女兒持續騙財。家屬想要詢問是否有方法介入處理阿公的財務問題？避免因失智被詐取錢財。

此案為人權門診第一個個案，服務起初開診條件並無特別規範，只要失智家庭有相關法律議題即可通報安排人權門診，因此本案的陳述與諮詢的問題皆為案媳婦提出，且門診當天案媳婦表示個案不願出門，僅由她出席諮詢。

在人權門診開診前，個管師就先將個案的失智程度、照顧狀況、欲諮詢的議題提供給顧問參閱。開診諮詢期間因顧問團隊實務經驗豐富，對談後發現媳婦想要處理的問題其實是要如何盡快解決阿公的財務問題，讓阿公不要再給乾女兒錢、及時止損，甚至想要得知有沒有法律上的方法可以證明阿公已無行為能力，讓阿公先前借乾女兒的錢全數還款。但就顧問團隊的立場是希望也得知阿公的想法，在尚未受到法院宣告前也應保障其行使財產的權益。若家屬是認為阿公的錢都應該是家產不應該給乾女兒，申請監護宣告的行為是為了家屬自身還是個案的權益？因此在未得知個案的意願之前，提供家屬諮詢也需謹慎。

建議方法

如果是要防止長輩被騙，顧問團隊建議家屬向法院提出監護宣告申請，評估阿公目前的功能是落在監護宣告還是輔助宣告，讓法院指定監護人去處理未來財產問題。但乾女兒借款的事情是在個案被監護宣告之前，當時阿公在法律上仍算是有自主能力，所以先前的借款除非有明細或借據，以分清楚此筆借款到底是阿公借他或是贈與，才有可能去追討借款，但實務上不容易追討回。此次門診後仍希望家屬能和個案共同前來諮詢。

「尊嚴、自主、參與」是長者人權保障的核心理念，縱然失智者因疾病導致認知功能逐漸退化，仍須保障失智者在被照顧時的尊嚴。失智症長者人權門診不僅是處理法律相關的議題，更是透過每個案例的討論，更貼近失智者的需求、尊重其自主決定與參與。期望透過分享此服務經驗，讓各領域更多關注失智者的尊嚴與保障其權益。

以「長者人權門診」多年經驗觀之，長者在自然老化到確診失智過程中，可能面對個人與家庭權益保障的種種挑戰，包括：在財務、生活、人際關係的處理上逐漸失去處理能力、遭受詐騙、非法移轉財產、婚姻或家庭暴力、不當照顧或未就醫、親情疏離、行動困難或生活上的人身危險（如走失）等等。台灣高齡社會近年來提供日臻完善的老人權益保障安全網，建議長者與照顧者多接觸權益保障相關法律知識與服務提供者資訊。

可尋求協助的法律管道

■法律諮詢

可多加善用政府所提供的網路資源和民間協會所提供的法律諮詢服務，以保障自身的權益。可尋求財團法人法律扶助基金會諮詢（02）412-8518。

■法律扶助

法律扶助是對於無力負擔訴訟費用或律師報酬的民眾，給予援助，以保障民眾基本人權。法律扶助內容包括：法律諮詢、訴訟或仲裁案件的律師代理或辯護、法律文件撰擬、調解、和解、其他法律事務上必要之服務及費用之扶助，以及其他經基金會決議之事項等。皆可尋求財團法人法律扶助基金會支援協助（02）412-8518。

※特別感謝：國立中正大學法律學系施慧玲教授法律協助審稿

國立中正大學「長者人權門診」自105年加入教育部「大學社會責任計畫」，至今已6年有餘。

可多加善用政府所提供的網路資源和民間協會所提供的法律諮詢服務，以保障自身的權益，如：各縣市政府「老人服務科」、「長照中心」或「社會福利科」所提供之財產信託諮詢服務、各縣市財團法人法律扶助基金會、各縣市智障者家長協會、財團法人台灣失智症協會（因網站內容時有更新，最新資料請上網 http://tada2002.ehosting.com.tw/Support.Tada2002.org.tw/support_welfare08.html 查詢。）、台灣障礙者權益促進會（https://www.facebook.com/ADRtw）、現代婦女基金會（https://www.38.org.tw/）等。另，「公益信託業務規模明細表」請見 https://www.trust.org.tw。

在宅善終，協助失智長者居家緩和臨終照顧

文／劉秋滿　共樂居家護理所護理師

失智者平常在家不方便來醫院，我們就會到家裡服務，若是感染或是急性譫妄，我們會安排住院，住進老年醫學科，大家共同照顧。病情穩定，回到家，我們再去家裡關懷。若到臨終時刻，家屬同意，我們也會安排居家緩和臨終照顧，讓失智者能尊嚴的在自己的家中善終。

一、末期失智與居家照護

失智症病患開始出現混亂的精神行為約在5至8年後，因病或是意外開始臥床。我常跟家屬分享，在精神行為照顧階段很辛苦，但過了這個混亂階段之後，即是臥床的開始，將可能面對一個沒有反應的軀殼，也就是失能後開始被放入鼻胃管及尿管，大部分的家屬因此進入無止境的生活照顧階段。

許多失智長者因病反覆進出醫院，接受自己無法決定的醫療處置；家人也飽受煎熬，俗話說的：「袂好嘛袂倒」（**不會好起來，但也不會立即病危**），

其實這階段很適合導入居家醫療，讓居家護理服務進入到個案家，提供照顧技巧與醫療服務，甚至末期失智症階段導入安寧照護服務。

安寧照護除了癌症外，更把八大非癌納入安寧照護行列，失智症即是首先被納入的疾病。每個人一出生就邁向死亡的道路，每個人僅有一次面臨死亡的來臨，沒人可以分享死亡的經驗，因此讓許多人面對死亡有著可怕的想法，但死亡並不可怕，可怕的是不能好好的善終，甚至在冰冷的病床上走完最後一哩路。

二、臨終階段常見症狀

安寧照護之前，應該導入居家醫療照護，讓醫護團隊走進個案家，建立醫病關係，搭建一個照顧模式，在個案邁向臨終初期時，與家人溝通、調整照顧目標，確立目標後，做照護階段的轉換，提供居家安寧照護服務。

90歲的江爺爺八年前確診為失智症，一開始還能自行走路，之後坐輪椅、最後完全臥床，江爺爺失智後期開始出現壓瘡傷口、水腫、吞嚥障礙等，更因感染問題反覆進出醫院，近兩年開始出現肢體僵硬，出門就診是一項大工程，因此家人尋求居家護理服務，同時導入居家醫療，減少失智長者往返醫院的辛勞。

江爺爺後來因為吞嚥障礙，我們與家屬討論後放置鼻胃管，後來江爺爺開始出現明顯的痰音，呼吸型態也改變呈現張口呼吸，指導家屬抽痰後，痰音仍是明顯出現，家人反應近期尿量增加、排便量增加且偏水樣便、灌食消化變差、水腫部分開始消退、瞳孔改變偏混濁，此階段即是出現臨終前的症狀，與家人討論後，確認讓江伯伯在家善終。

每個人都會面臨到人生最後一哩路，大部分的人都希望在自己最熟悉的地方圓滿人生最後那段時光，但常見因為家屬的孝心與親人的擔心，就直接把個案送往醫院救治。其實在疾病末期階段可以導入安寧照護，醫護團隊會每週來探訪，提供照顧者如何協助臨終的病患能夠留在家中照顧。以失智長者居家照護為例，若長者出現開始嗜睡時，家屬無須過於擔心，只須給予長者最舒適的擺位，等長者睡醒來後，再提供長者願意吃的飲食，不必刻意驚動長者，一定要叫醒起來吃飯。但在指導家屬把長者留在家中照護的重要前提是，居家照護團隊必須與這個家建立一個良好的醫療關係。

上述案例的江爺爺，即是居服團隊協助提供家屬臨終照顧方法，在家安詳善終，江爺爺的女兒當時在電話中告訴我們：「爸爸那天晚上走得很安詳，還好妳把後面會出現的症狀都跟我們說明了，我們很放心地讓爸爸在家裡善終，爸爸一生都圓滿了，感謝醫護團隊的陪伴。」

能夠在自己熟悉的家善終，是一件很美的事。

三、完成四道人生

安寧照護提倡臨終者善終、失親者善別、在世者善生，身體、心理、靈性三平安，以及全人、全家、全程、全隊之照顧，還有道謝、道歉、道愛、道別之四道人生。

四道人生對長者及家人來說是最珍貴的時光，臨終前的長者開始嗜睡後，無法有太多的言語表達，反倒要引導家人怎樣道別，做好臨終前的準備：如何陪伴長者、如何從旁說話給長者聽、如何判斷最後離別的時間並遵循長者遺願辦理喪禮。同時也要給予家屬情緒心靈上的支持，肯定他們對長者的付出，這才是真正的圓滿。

	照顧家人可以這麼做
	• 若無任何不適，不需特別叫醒他。 • 若清醒時，多和他溝通。也可安排活動讓他參與。
	• 提醒他時間，日期和地點。 • 協助他認出周遭的人。 • 提供他熟悉或喜愛的慰藉物品。
	• 保持鎮定，慢慢且自信與他說話。不需認同其幻覺，溫柔而有耐心的告訴他正確的人、事、物。 • 安排家屬陪伴，提供一個安全舒適的環境，避免碰撞受傷。
	• 可將床頭搖高或用枕頭把頭墊高，以幫助呼吸。 • 保持室內空氣流通，提供電扇維持涼爽通風。 • 必要時使用蒸氣吸入或氧氣治療。
	• 此種聲音為死亡前徵兆，不會造成不舒服或是嗆到。 • 不需刻意抽痰，抽痰並沒有幫助，反而會造成更大的不舒服。 • 可採側臥以利口水流出或把頭抬高採半坐臥姿勢，以利吞嚥。 • 必要時依醫囑給予抗膽鹼類或抗組織胺類藥物以減少分泌物產生。
	• 保持室內燈光明亮 • 聽覺是所有感覺中最後消失的，所以家人仍可像平常一樣表達內心感受，並鼓勵小孩、親友一起做。 • 提供音樂。

臨終前常見症狀的照顧方法

症狀	原因
睡眠時間越來越長且不易叫醒	中樞神經系統衰竭
喃喃自語或人事物混淆不清	代謝減慢或腦部受侵犯
躁動不安，爬上爬下或看到幻影	血液循環變慢，引起腦部缺氧
呼吸困難或不規則如： 呼吸加速或喟嘆氣式呼吸或呼吸暫停	血液循環變慢 引起腦部缺氧
臨終前嘎嘎聲： 呼吸時喉嚨產生的吵雜聲	肌肉漸漸無力，使得口水無法吞下去，積在喉頭隨呼吸而發出聲音
聽力、視力的減退	神經機能退化

	照顧家人可以這麼做
	● 勿強迫進食或進水，因易嗆到或消化不良。 ● 有口腔、嘴唇乾燥時，可用棉枝潤濕或塗擦護唇膏。視情況，約每三十分至二小時一次。
	● 協助使用尿布或看護墊。 ● 隨時注意皮膚的照護，保持通風乾燥。 ● 評估解尿情形，必要時再使用導尿管或尿套。
	● 給予保暖，勿使用電毯以防造成傷害。 ● 協助翻身，注意舒適的擺位。 ● 隨時維持皮膚的潔淨，可給予溫水拭浴。
	● 減少害怕，可握住病患雙手並陪伴在旁。 ● 減輕疼痛。 ● 降低病患的清醒度。 ● 準備深色包布覆蓋，減少淺色床單上鮮血造成病患及家屬焦慮、害怕。

症狀	原因
沒有食慾或無法進食	腸蠕動減少，且喉嚨吞嚥肌肉能力減弱
大小便失禁	神經肌肉退化失去控制能力
手腳冰冷、身體靠床側的膚色漸漸變深、或是一直冒冷汗	血液循環變慢或血壓變低
大出血	腫瘤在大血管周圍破裂

【特別感謝】

以下單位&作者，授權本書相關內容&圖片使用&專欄賜稿

◎台灣失智症協會（本書第70頁：失智症與正常老化的區別（文字說明的部分）／第96至97頁：其他因素導致的失智症／第99頁：失智症的病程發展（文字說明的部分）／第108至119頁：藥物治療與非藥物治療）

◎邱銘章&湯麗玉合著《失智症照護指南暢銷增訂版》2018年，原水文化。（本書第70頁失智症與正常老化的區別（表格）／第72至75頁：觀察10大警訊，揪出失智症早期徵兆／第100至105頁：針對失智症病程發展，列出可能會有的行為症狀）

◎國立陽明交通大學醫學院神經學科教授&台北榮總神經內科一般神經科主治醫師王培寧（本書第86至94頁：失智症的種類與成因）

◎大林慈濟醫院黃靖琇營養師（本書第146至148頁專欄：這樣吃，讓大腦變年輕）

◎國立雲林科技大學建築與室內設計系教授兼系主任聶志高（本書第156至158頁專欄：適合長輩居家安養的環境規畫10大重點）

◎康揚輪椅股份有限公司董事長陳英俊（本書第195至197頁專欄：讓中年菁英無後顧之憂，企業可以思考的老老照護與銀髮日托）

◎國立中正大學法律學系施慧玲教授（本書第220至第227頁：了解法律相關資訊，保障財物與人身安全&可尋求協助的法律管道審稿）

◎大林慈濟醫院失智症中心王筱筑社工師（本書第222至226頁專欄：開辦失智長者人權門診）

◎大林慈濟醫院健康管理中心蔡瑞芬個案管理師（本書第55至58頁專欄：門診一條龍服務：我與失智的距離）

◎大林慈濟醫院失智症中心社工員林嘉雯（本書第205至208頁專欄：如同家人般互相關心的溪口互助家庭）

◎共樂居家護理所劉秋滿護理師（本書第228至235頁專欄：在宅善終，協助失智長者居家緩和臨終照顧）

◎大林慈濟醫院（本書第79頁：迷你智能狀態檢查MMSE／第80至81頁：AD-8極早期失智症篩檢量表／第84至85頁：臨床失智評估量表之分期）

暢銷增訂：遇見福智——

憶起守護失智者，推動友善的「共生共好社區」

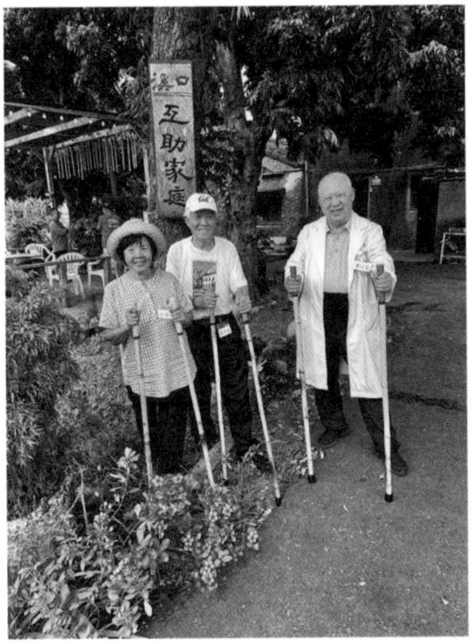

▲嘉義溪口互助家庭是曹爸與團隊推動失智照護關懷的起點，為失智症家庭開啟一扇希望與快樂之門！
曹爸（右）與台灣心靈生態村協進會許雪瓊（左）、王士良（中）合影。

【特別感謝】

以善傳家，建構美滿幸福的社區

文／許雪瓊
台灣心靈生態村協進會理事

感恩我的恩師——日常老和尚和真如老師，派來法師指導實踐「尊重長者」的課程，我們才能遇見大醫王——曹汶龍醫師。

這是我們的共同心聲，我僅代為執筆而已。

非常感謝曹爸帶著的醫療團隊，以及重量級的教練們。也很感謝台灣心靈生態村協進會的理事長曾旭正教授和夥伴們，以及特別感謝協助搜尋資料的方佩琴、黃淑鈴、林麗櫻、林郁善等至友和社區理事長張見堂，加上學習心得的作者好友們，大家有志一同共建美好的失智照顧家園。

非常的感謝你們！

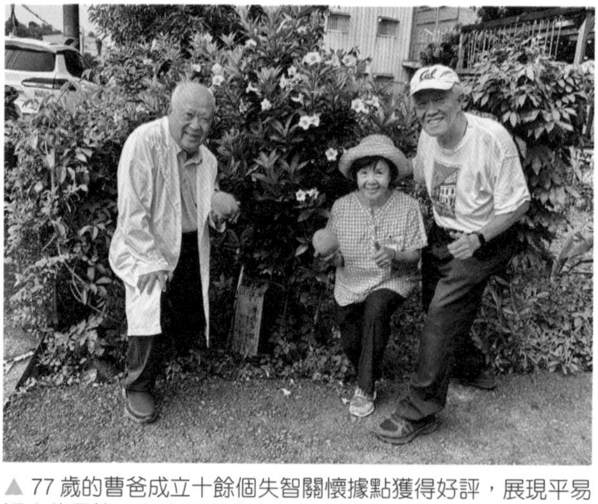

▲ 77 歲的曹爸成立十餘個失智關懷據點獲得好評，展現平易近人的風範，與許雪瓊（中）、王士良（右）一起蹲在曹媽種的軟枝黃蟬前合影。

【感動推薦】

跟隨智者的步伐落實互助共好

文／曾旭正
福智學員、台灣心靈生態村協進會理事長

真是因緣際會，我們有幸因曹爸的引領，走入了互助家庭失智照顧的新領域。二年前，經由主動拜訪曹爸參訪溪口的基地，接著邀請他來到將軍里，指導我們學習汲取失智家庭互助的經驗。溪口的基地是個傳統的三合院，在曹爸推動下，家中有失智長者的家庭在這裡互相幫助、一起分擔照顧的重擔。

參加互助家庭讓照顧者不再孤軍奮戰，在合作過程中也激盪出原本無法單獨實現的多種服務與關懷方式。譬如，這個基地不僅提供長者一個可以勞動的菜園子，讓他們的手再次接觸大地，體驗收穫的快樂；同時，也有像茶道這樣的文化活動，讓家屬們在閒暇時光中分享彼此的興趣和生活點滴。更令人感動的是，許多家屬在失智親人「畢業」後，因為建立了深厚的情感，願意自願留下來，繼續貢獻心力，豐富了整個社區的人力與資源。

曹醫師，已近八十歲，但他的精力依舊充沛，除了在大林慈濟醫院固定開設失智門診外，他親身走入社區，鼓勵家屬們共同經營這個互助基地。在大愛電視播出的《你好，我是誰？》的影片中，他提醒世人：「每一個失智者的家庭，都是重災區！」這短短的一句話，道出了照顧失智家人的艱辛與不易。曹醫師以他專業的經驗，發展出「記憶保養班」和「失智互助家庭」的模式，這兩者的核心，無非是建立在合作與互助的基礎上。

在我們推動心靈生態村的七大面向之一，正是「敬老照護」。我們相信，透過合作與互助的系統，可以為長者們創造一個溫暖且安全的環境。當今的社會，照顧長者已經成為一項重大的家庭議題，尤其在子女四散各地的情況下，如何在彼此的生活節奏中安排合適的照護，是每個家庭面臨的難題。

想到現今這一代的長者，還有二至四位子女可以共同輪流照顧，但未來的我們，或許只剩一兩個子女，甚至更少，這樣的

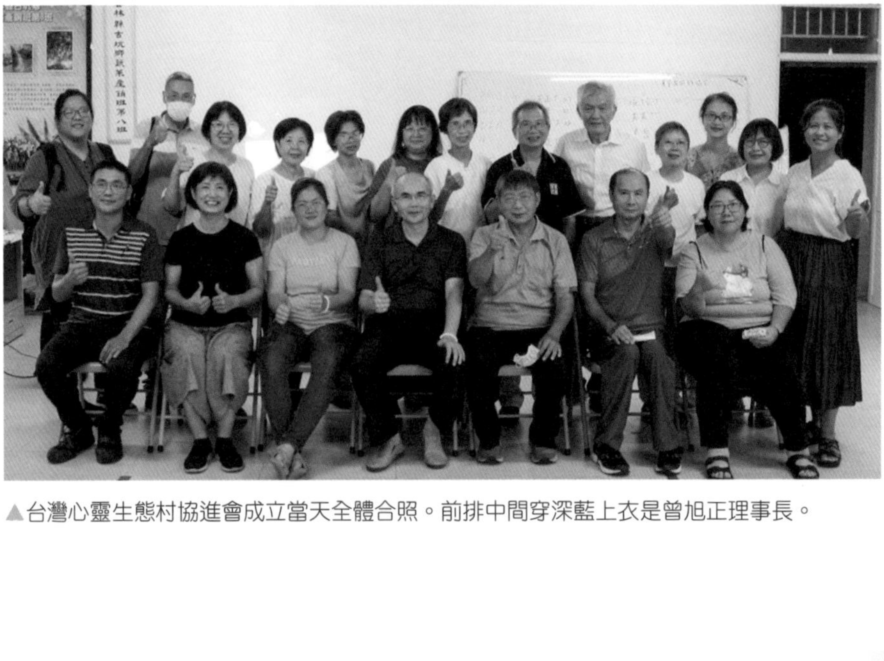

▲台灣心靈生態村協進會成立當天全體合照。前排中間穿深藍上衣是曾旭正理事長。

照護模式無法永續。解決之道，或許就在於社區中的互助與合作。透過多個家庭的聯合，整合社區志工、專業照護人員以及在家醫療系統等資源，讓長者們可以在熟悉的環境中健康老化，擁有一個有尊嚴的晚年。

佛法的學習讓我們體認到「生命是無限的」，因此，在無數過去的生命中，我們身邊的每一個有情眾生，必然都曾經是我們的父母。深入思惟這個「如母有情」的概念後，願意把別人的父母也當作自己的父母來照顧，就是最佳的實踐佛法。

我們由衷感謝曹醫師，他的專業與慈悲心，為我們開闢了這條照顧失智家人的新道路。對福智學員來說，跟隨曹爸的腳步，在將軍里打造失智互助基地，是一個極其寶貴的學習機會。在這裡，我們學到的不僅是佛法理論，更是如何將慈悲心真正運用在日常生活中，如何觀察他人的需要、思考更具創意的解決方案，並以此利益眾生。相信每一位參與其中的學員，都會在這過程中獲得更深的體悟與成長。

感恩這個機會，也感恩每一位在這條路上共同前行的夥伴。未來的路或許仍然充滿挑戰，但我們已經看到了無限的可能。

一、遇見曹爸：全員到嘉義溪口互助家庭開心學習

文／許雪瓊
台灣心靈生態村協進會理事

遇見曹汶龍醫師是生命中綻放一個美麗的篇章。那天是二〇二三年十月三十一日。福智的三位法師帶領著團隊共十一人（三位法師＋許雪瓊、王士良、陳浮容、陳秀女、劉義群、謝侑均、陳如美、陳素賢），一起來到大林慈濟醫院的咖啡廳，這是第一次遇見失智症權威醫師——曹汶龍（曹爸）。

法師和曹爸談到了，福智教育園區附近的福智居民約有八百人，廍園也有八百村民，我們持續在關懷當地的原村民（二〇二三年的統計中，共有一千二百二十五人，因為有些年輕人北漂工作），發現有幾位年長者疑似有失智的現象，未來肯定有更多的失智症案例會發生，我們團隊必定要先學習關於一些失智症照護的課程。

我們這一群團隊是來自於全球的福智學員，抱持著一份為社會盡

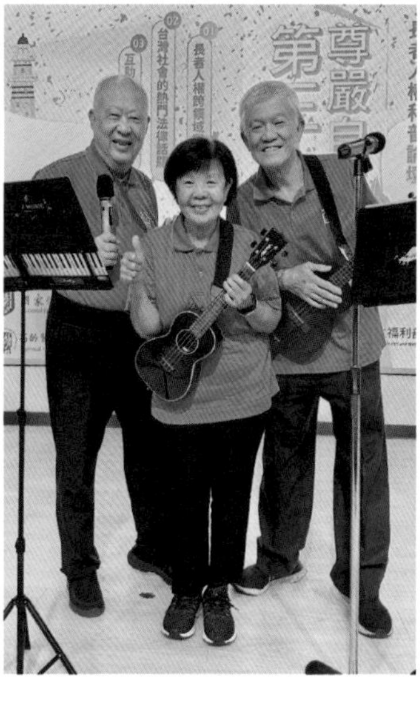

▲應 2024 跨領域長者人權科普論壇之邀，曹爸（左）帶著溪口互助烏克麗麗隊——許雪瓊（中）、王士良（右）上台表演。

一份心力的美好，來到福智教育園區當義工，幾乎已近二十年了，學員都是相應佛法而到福智園區學習，年齡漸長，現在慢慢的也退休了，加上自己的年老父母也需要照顧，但是又不懂得怎麼做會比較好。同時，我們又要跨出園區的圍牆，走入社區當敬老義工，深入社區幫助社區的年長者，尤其是失智者的家庭，更需要有專業的醫學知識和照護培訓。

法師還告訴曹爸，為了來跟他學習，一年來我們這群人都有研讀《超越認知障礙曹爸有方》這本書，希望能學習一些關於失智症照護的知識。曹爸勉勵我們團隊說有八百壯士，肯定很有力量！更嘉許我們團隊主動從家裡走到社區，去關懷當地的村民，就等於是行菩薩道，不只是讀經更是在行經的實踐，是在做聞聲救苦的善行。

曹爸和我們團隊相談甚歡，彼此理念幾乎是吻合的，於是開啟了福智社區敬老義工跟著曹爸快樂的學習之旅！

因此十一月九日我們團隊一群人接受曹爸的邀請，一起去嘉義的溪口互助家庭學習，曹爸的醫療團隊站立在樸素的三合院古厝，溫馨熱情的歡迎我們到來，同時也看到好幾個年輕人正在整理院子的花圃。曹爸為我們團隊介紹純樸古厝的週邊環境，同時也引導我們團隊與現場參與的失智長者及其家人或照護者，隨著快樂的音樂又唱又跳，戲綵娛親的過程中，大家一下子隨著歌曲的旋律彷彿回到了年輕時光。哇！當下每個人的快樂指數即刻上升，真的是利己利他的明證。

一家一菜是嘉義溪口互助家庭共同推動的另一個特色，也是大家快樂的聚餐時光，互助的家人們十分貼心，為福智人預備了素食美食，大家互相分享的不只是食物，還有很多照顧失智者的實務經驗交流。

從此以後，每星期三的嘉義溪口互助家庭，就湧入了一群群的福智人（**福智社區居民**），也帶進來一個個求助的失智症個案，尤其是曹爸對於失智症照顧者所提出的各項諮詢，知

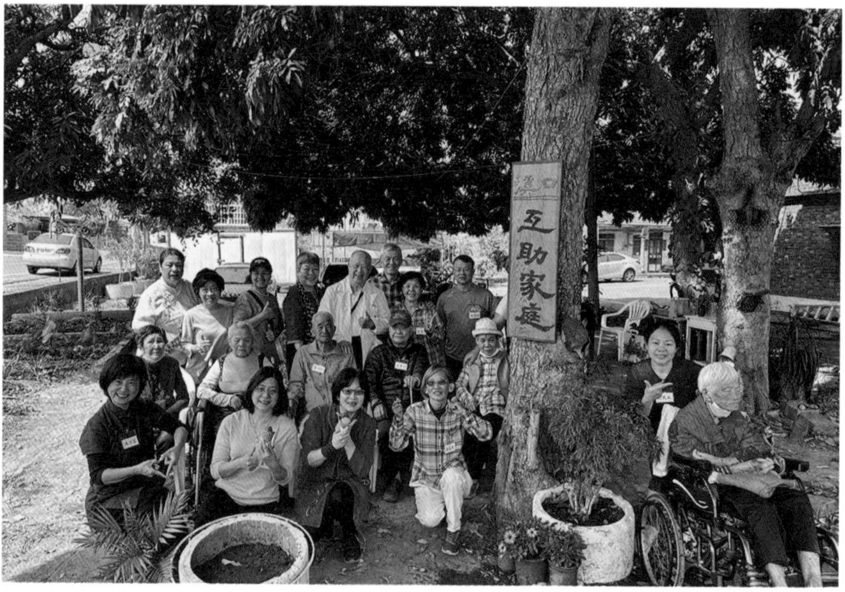

▲ 2023 年溪口互助家庭陸續加入學習的善友，也帶來向曹爸求助諮商的個案。

無不言，可以讓無助的失智症照顧者翻轉成豁然開朗的心態，大家感受到曹爸的善德與智慧，是透過無數的臨床經驗融會貫通，因此能夠快速幫助失智症照顧者指點迷津。我們團隊持續不斷定期到嘉義溪口互助家庭學習，慢慢地認識曹爸在這個地方，凝聚著每個失智症個案及照顧者的心，互相關懷支持的深度，比之於自己的家人還要深入，甚至有很多失智症照顧者，在親人「畢業」往生後，依然樂於付出，主動回到這裡做志工服務，成為曹爸的教練團隊。

泡茶的茶仙子也出現了，小小杯的香茗，送出了一片片的關愛心香。而在嘉義溪口互助家庭的入口處，有一塊小小的空地，本來種的地瓜葉，都被雜草蓋住了，曹爸一面帶著我們關懷長者，一面指著那裡說，這裡若是種些花，該有多好呀！

我們聽到了曹爸的期許，於是邀請嘉義的朋友們一起來幫忙，將花園重新整理出一個樣子來，再慢慢的將鄰居好友家的花草植物，一一的移植過來。

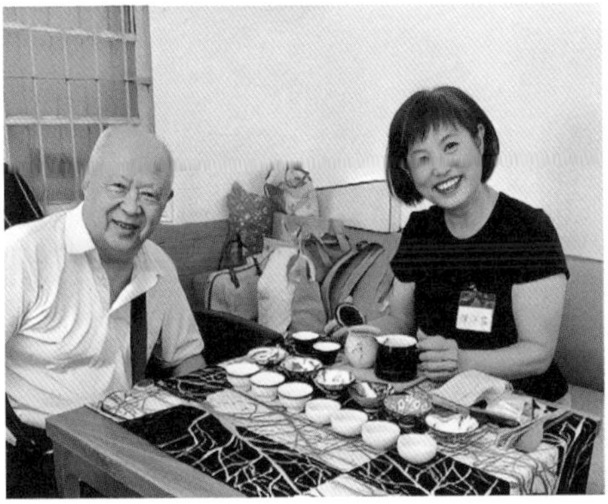

▲茶香醇解心也是曹爸的最愛。茶葉來自曹爸，法師及善友們的祝福！

花園裡有曹爸親手種植的黃鐘花，在嘉義溪口互助家庭入口右手邊高大挺立，不定期的盛開花朵生機盎然，而左手邊的軟枝黃蟬是曹媽種的，它開了很多的花，神奇的是開花期從沒有停擺過，一直保持生長茂盛，還有施慧玲教授和冰華姐一起種的紫色蒜香藤，每當整叢整串的紫色花盛開時，一一展現出幽美綺麗的光芒。花園裡的花草綠樹，除了原有的植物之外，其餘新種植的花卉，幾乎都是菩提新村的鄰居們，供養給嘉義溪口互助家庭，大家一起手牽著手，共同加入曹爸的關懷大願。

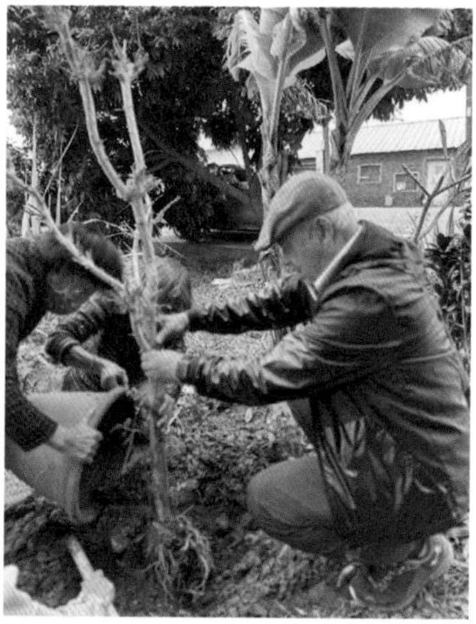

▲ 2023 年 2 月 8 日曹爸在嘉義溪口互助家庭的大門庭院，親手種下了黃鐘花。

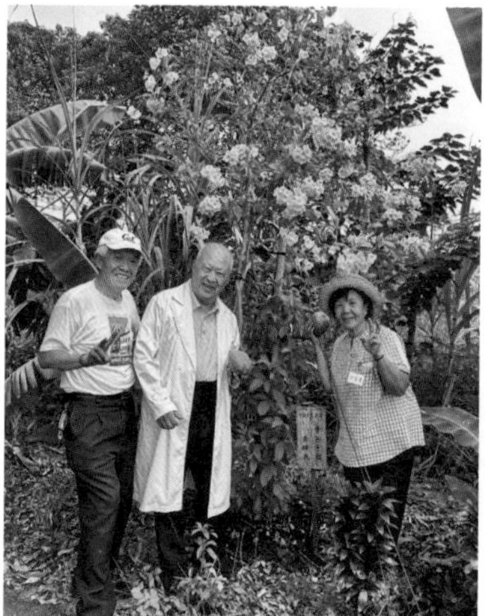

▲ 2024 年 10 月黃鐘花盛開，快樂迎接失智症病友與家人們到來！王士良（左）、曹爸（中）、許雪瓊（右）

二、曹爸團隊參訪福智社區：為失智長者規劃無障礙共老環境

文／許雪瓊
台灣心靈生態村協進會理事

二〇二二年十二月二十六日，終於盼到曹爸與施慧玲教授等團隊一起來到雲林縣古坑鄉麻園村福智社區來看我們了！曹爸參訪福智的第一站，就是在園區附近的「菩提新村」，當他們來到舍下時，菩提新村的鄉民們早已歡喜共聚一堂等待他們的來臨，期待曹爸指導「菩提新村」共老共住的環境。第二站曹爸與施慧玲教授到「麻園社區活動中心」，社區總幹事向他們介紹「台灣心靈生態村協進會」的志工，為村民服務的簡報和壁報等，走訪了雲林縣古坑鄉中洲慈心苑後，就往最後一站，來到了雲林縣古坑鄉崁腳「蓮珠緣」社區（**主要是安頓身心匯聚知己的建築公寓，位於雲林古坑福智教育園區旁**），並引導曹爸與施慧玲教授等團隊，參觀「蓮珠緣」不同規格的住家環境。

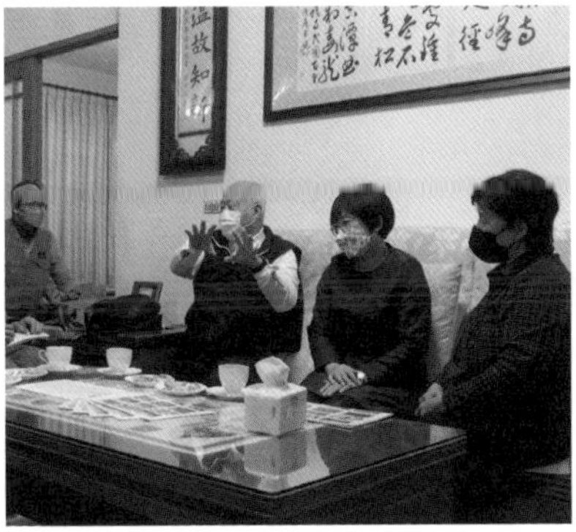

▲ 2022 年 12 月 26 日迎來曹爸和施教授團隊來訪，指導鄉民如何共老的教育和環境。

曹爸安排此趟福智社區參訪主要是看我們村民的居住環境，幫助我們了解適合長者居住的無

障礙設施的條件等，並以專業的角度提醒，若要蓋社區時，這個部分是首要考量條件，尤其在失智的狀況下，就算眼睛看不到時，也可以憑著記憶中的感覺活動，避免空間中有門檻等的障礙物。

後來，施慧玲教授帶領的長者人權團隊，在痲園活動中心以及將軍里開設長者人權的法律講座，主題是「長者人權門診」以及「什麼叫第三人生」、如何防止長者被詐騙，錢財怎麼處理？信託要怎麼做？等等年老時期應理解的人生議題。

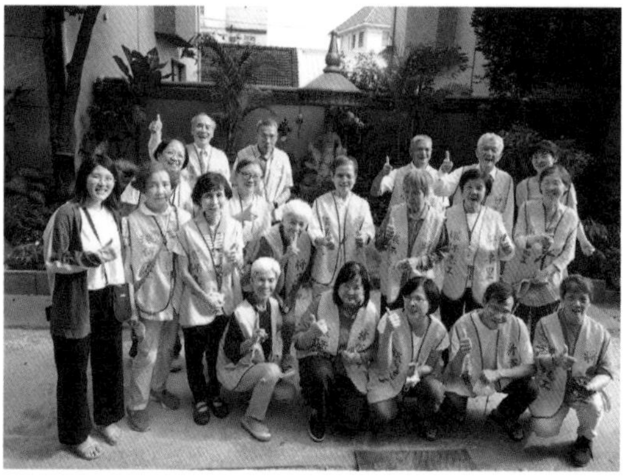

▲ 菩提新村的家人，最常在觀世音菩薩前聚集，整理環境，廣大供養，合影等等。

長者人權的法律講座題材內容非常實用又豐富，例如：在我們退休以後的人生，怎麼樣活化呢？銀髮族怎樣一起共老共樂呢？當然有一些年長者的法律問題，譬如錢財要怎麼處理？信託財產要怎麼做？所以要慢慢讓大家能夠了解到，年老的時候除了身體健康很重要之外，關於錢財管理規劃也要謹慎處理，所以要將時間安排好，才不會到最終弄得一大堆爛攤子，讓子女們去收尾，這就是施教授來幫助我們，開始學習關於年長者的一些法律上的知識。

三、麻園互助家庭開班：依循嘉義溪口互助家庭模式，讓長者歡喜學習

文／許雪瓊
台灣心靈生態村協進會理事

感恩曹爸自二〇二三年四月開始指導福智志工記憶保養培訓課程，六月成立麻園互助家庭，一群熱血的社區敬老志工們用心護持，讓失智、較少出門的長輩們在互助家庭歡喜學習。聚集福智六大社區和大家的等待，歷經七個月到溪口互助家庭的學習，展開了麻園互助家庭的嘗試運作，我們的運作模式及場地在各個福智社區輪流三個月，由每個社區巡迴主辦。

非常感謝曹爸的醫療團隊和施慧玲教授的長者人權團隊的支持，他們每隔兩個月會來指導一次，曹爸密切關心團隊的運作，以及大家有問題時都可以得到解惑。

第一次的志工籌備會時，法師策勵大家，**依著真如老師的教導七十歲服務八十歲、八十歲服務九十歲長者**，這些敬老志工大多是來自於教育園區退休後，居住在各社區的長輩，他們平時有參與很多共同的學習課程，為了服務長者，就自動的放下部分的課程，而來承擔各項的護持工作。

麻園互助家庭的長輩，保持在十二到十五位之間，依著嘉義溪口互助家庭的模式，

一家一菜互享佳餚，義工們一大早先準備好食物，再帶過來麻園互助家庭，然後再擔任志工的服務。每次上課的過程，主持人運用高親和力，活潑又熱情的口條，將課程的氛圍帶得非常的熱鬧，讓每一位年長者無憂自在的樂在其中，那一刻歡樂的時光好比過年吃團圓飯一樣，長輩們上完課後都是餘興未了，非常的開心！

我們也進行家訪互助，志工除了到宅家訪，也帶著長輩互相探訪，共享互助家庭的溫暖，也成就了更多美好的因緣！

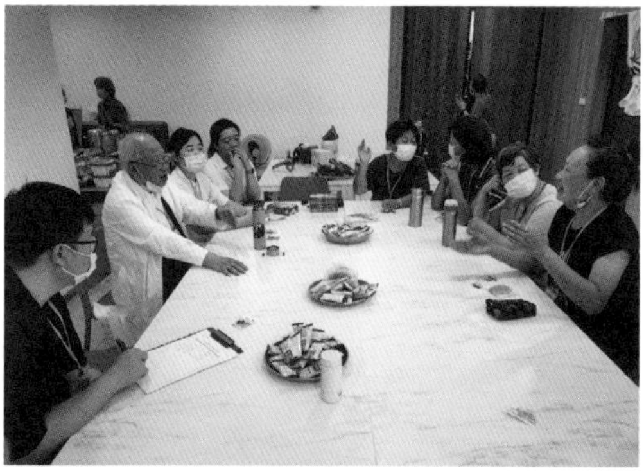

▲曹爸指導麻園互助家庭照顧失智者的方法。

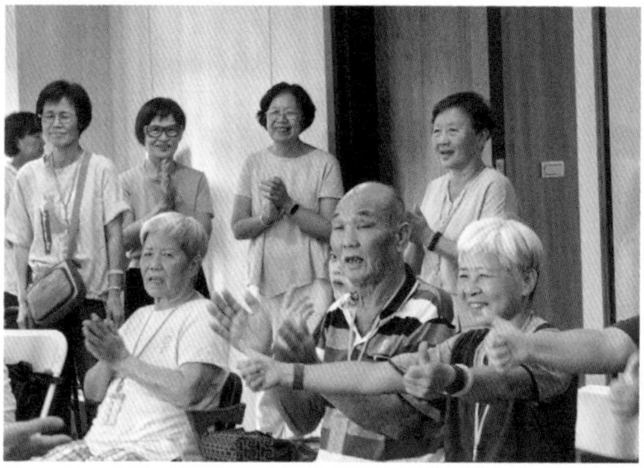

▲福智志工記憶保養培訓課程，因應曹爸蒞臨而調整，照顧者集體向曹爸回報遇到的問題，曹爸一對一的解惑。

志工學習心得之一：陳秀女（福智教育園區老師）

看見孝順的媳婦，總是帶著婆婆和媽媽參加互助家庭活動

記得二〇二三年六月十四日麻園互助家庭第二次活動，就有一位年約五十多歲的女子，帶著兩位長者來參加，爾後每次都可以看到三位的身影出現在麻園互助家庭活動的場合，她們就是黃師姊帶著八十多歲的婆婆，耳朵稍稍重聽，其他部分都很正常。

黃師姊總是走前面，後面推著九十多歲坐式助步車的媽媽，因為媽媽心臟不好需要坐式助步車代步，三位一致的表情都是笑容可掬。麻園互助的敬老志工一看到她們就迅速迎向前去，孝順的黃師姊，常常都是帶著婆婆和媽媽一起參加活動，讓兩位老人家晚年愉快而充實。

話說這個婆婆、媽媽怎麼會都住在黃師姊家呢？黃師姊的媽媽之前和四姊住在桃園，娘家兄弟姊妹相處融洽，四姊的孫子出世，無法帶孫子又照顧媽媽，力有未逮。黃師姊跟先生和婆婆談及此事，婆婆主動提議老人家適合住在雲林，鼓勵黃師姊可以把媽媽接來一起住，一樓的房間讓給媽媽住，婆婆自己可到二樓住。媽媽剛來的時候，

一個人不敢住一樓，婆婆又主動搬下來跟親家母同住，跟她作伴。婆婆心量之大，我們聽了都非常佩服。

黃師姊帶著婆婆、媽媽來互助家庭一段時間後，有一次我電話跟她閒聊，她告訴我：「媽媽以前都不主動講話，在家都靜靜的，自從來參加互助家庭一段時間後，婆媳母女三人到田裡務農時，媽媽會在田旁香蕉樹下哼著在互助家庭唱的〈高山青〉，配合歌詞節奏搖晃點頭，好像隨之起舞非常快樂。

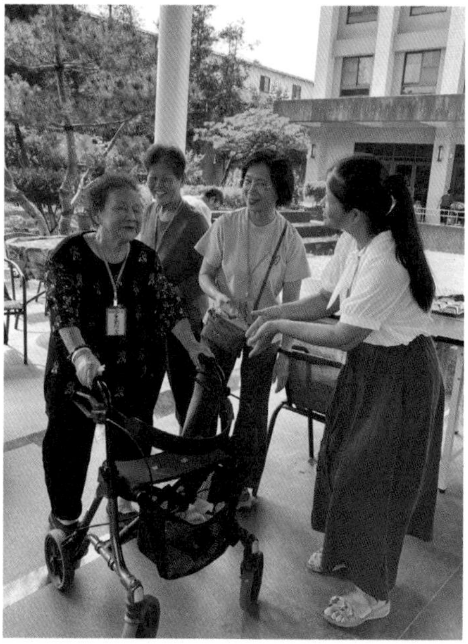

▲素蕙老師的媽媽和婆婆，有著美麗的故事。

晚上睡覺前，會複習在互助家庭學的〈感謝天感謝地〉，還跟女兒分享這首歌的歌詞說它很有意義，要把它背起來。哼著、唱著，媽媽心情越來越開朗，慢慢的也會跟黃師姊談及過往年輕時代有趣的事，都是黃師姊之前沒聽過的，母女的心越來越近，話題越來越多。很感謝曹爸帶領著我們一起創辦互助家庭，讓年長者可以常來相聚，曹爸指導我們引導長者唱歌舞蹈，長者願意把心打開，生活更快樂。

媽媽有十個孩子，個個孝順。農曆過年媽媽回北部過年，還唱歌給家人聽，其樂融融；清明節前身體出現微恙，醫生表示還好，吃個藥，大概就沒事了，媽媽一心想著要回雲林參加互助家庭的活動。

誰知媽媽回到雲林身體依然沒有改善，黃師姊讓她多休息，這群母女婆媳從沒缺席麻園互助家庭的活動。我打電話關心，才知道媽媽住院了，醫生診斷媽媽因急性心臟衰竭，造成多重器官功能衰竭，住進加護病房。這樣的突然變化，讓黃師姊也很難接受，雖然媽媽九十多歲了，但之前也都沒聽說什麼相關病史啊！我在電話中傾聽著黃師姊的不捨，他們家人如何互相支持，一心和諧地討論如何面對媽媽的狀況，我自己也上了一堂生命善終的課程。

由於隔天我就要北上，於是請麻園互助的夥伴——方師姊、吳師姊到加護病房關懷黃師姊、探視媽媽，陪媽媽唱感謝天感謝地，陪著黃師姊一起為媽媽做生命總結：道善、道謝、道愛。感謝黃媽媽為家付出，來麻園互助給我們學習……；隔兩天媽媽就畢業了，安詳的往生。感謝互助家庭的成立，我們才得以跟無血緣的黃家師姊，還有媽媽結一份很深的善緣。

媽媽往生後，黃師姊大部分時間留在桃園忙著媽媽的後事和做七。親家母走後，婆婆少了一個關心的伴，在外表看似健康的婆婆其實內心也很受衝擊，有一天黃師姊在一樓廚房忙，忽然聽到一聲重物落地「蹦」的聲音，啊！原來是婆婆從三樓跌了八階樓梯到二樓了，黃師姊嚇壞了，跟先生陪婆婆到醫院仔細檢查，所幸只有左眉邊逢了三針，骨頭都沒事，真是不幸中的大幸。

黃師姊說婆婆為人一向善良，為人著想，積福甚多，這次才能化險為夷；但黃師姊也反省到這些時日以來對婆婆的疏忽，媽媽走了，婆婆也少了一個伴，生活大幅改變。重聽造成婆婆退化很快，所幸曹醫師在將軍里互助家庭提供醫療諮詢，教導黃師姊和先生如何陪伴老人家，要多多陪婆婆，學習照顧婆婆的正確方法，讓婆婆老年能健康又快樂。這些事情都是在麻園互助家屬互動時，聽黃師姊說的，很感動一家人互相體貼的心。因為有麻園互助家庭，我們得以互相關懷、互相支持、互相學習及感恩。

志工學習心得之二：黃春修（退休教官）

更友善的老人住宅，需要更謹慎長遠規劃

二〇二四年五月二十七日，我和媽媽、太太與鄰居的媽媽及張警官共五人，一起到斗南鎮將軍里溫磘宮，參加曹醫師團隊的義診，進行失智狀況的檢測與問診關懷，開啟了我對老人家的認識與關心。

先要學會觀察，細思家裡老人家退化的改變，別急著比較而忘了留住長輩的尊嚴。他們的自尊、自信是很需要呵護的，是很脆弱的，若不順自己的想法千萬別生氣，要管得住自己的脾氣，他們能老、能做到這樣，是很不容易的自律自強，所以做為晚輩要懂得學會珍惜。

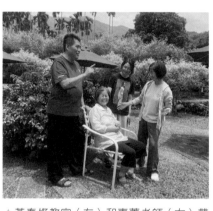

▲黃春修教官（左）和素蕙老師（右）帶母親和女兒出遊。

老人家膝關節不好，還能走時就不要急著去開刀，畢竟對老人家都是傷害，能游泳或復健維持生活品質是最好的。

透天房子的樓梯對行動不便的老人家是非常

不友善的，爬不上去、下樓更是危險重重，甚至有些老人家的活動空間只剩下一樓，「老屋關老人」是真實存在、不容輕忽的問題。千萬不要抱怨老人家的無能為力，人是活的，房子是死的，居住環境可以因應一家老小成員而做好改善與改變，而且隨著老人家一直老下去，直到生命結束。所以老人住宅的問題要更謹慎長遠規劃。

謝謝曹醫師幫助我們理解到「老」是一門真正的學問，誰會不老？每個人都會有機會變成老人家，因此要為家裡的老人家和未來自己將面臨的老年生涯想想，希望人人老而不苦，現在就要多學習老人課題，多改善老人家的生活，也讓自己以後好過一點。

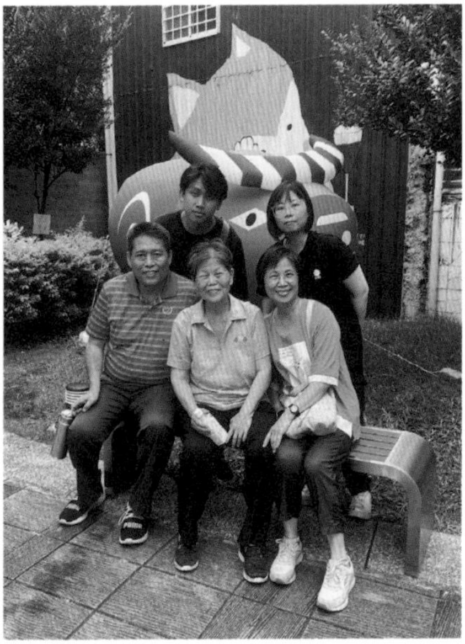

▲黃春修教官（左）和素蕙老師（右）帶母親及兒女闔家歡。

■志工學習心得之三：吳佩芸（福智教育園區行政）

串起善的連結，在互助家庭得到關愛與紓壓

我到莊醫師家教鋼琴時，得知莊奶奶跌倒受傷，麻園互助家庭的敬老志工馬上到大埤關懷莊奶奶，菩提新村的好鄰居也陸續到莊奶奶家探訪，九十二歲的老奶奶看到這麼多人來關懷，感到非常開心。

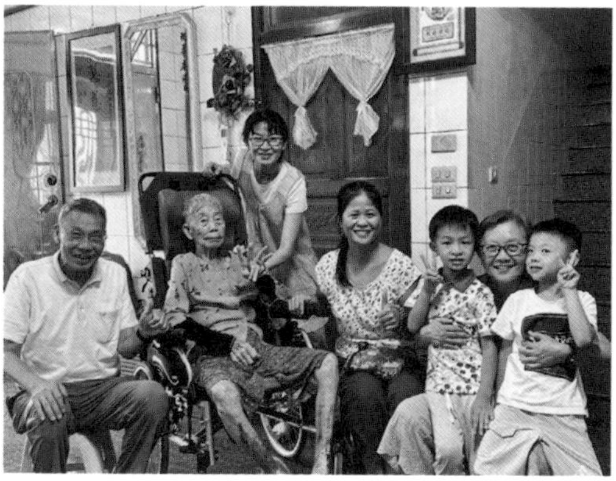

▲佩芸師姐（中）和佩琴師姐（右）到莊醫師（左三）家，探訪莊奶奶。

過程中看到辛苦的莊媽媽，除了要照顧年邁又跌倒的婆婆，還要照顧中風的先生，想到之前曾到新竹關懷陳奶奶剛剛往生，於是連結陳奶奶的外籍看護，從新竹轉介到大埤照顧莊奶奶，莊媽媽也鬆了一口氣。

經過多次家訪後，莊媽媽與莊奶奶終於一起來參加互助家庭的活動，莊奶奶一生都是守著家，平時很少出來參加活動，當天與莊媽媽歡喜唱歌、律動，跟大家一起同樂。

二〇二四年三月七日早上，我正準備前往麻園互助家庭時，接到莊醫師的電話說，莊奶奶善終了，我馬上安慰她：「奶奶此生已經圓滿，等待互助家庭結束後，我們一起前往助念。」莊奶奶是互助家庭的成員，第一位善終的長者，她在二十七歲就守寡，獨自含辛茹苦撫養兒子成人，非常了不起，她的行誼令人讚佩，莊醫師很慶幸奶奶晚年能參加互助家庭，得到很多人的關愛。

莊奶奶治喪期間，莊家連續舉辦四場誦經法會，敬老志工們前往助念與誦經，她的家人非常的感動。我們邀請莊爸爸與莊媽媽，繼續參加互助家庭，而且在靠近大埤的將軍里，也迎來曹爸醫療團隊與福智敬老志工，成立了新的「將軍互助家庭」。

星期一的活動時間，莊醫師更方便帶著爸媽，參加將軍互助家庭的活動，陪伴父母的心願也落實了！那時有一位好朋友的父親住院，家裡人力不足，計劃在父親出院後，送到安養機構，但家人很希望爸爸能夠回家生活，這時侍奉莊奶奶的外籍看護剛好出缺，我希望轉介她到家裡來照顧長者。

透過幾次到大埤與莊媽媽家人互動，也載外籍看護去斗南的朋友家，看看環境並與僱主互動，最後終於將外藉看護轉介到好朋友的家照顧爸爸，讓好朋友爸爸可以免送安養機構。

感恩曹爸、法師、敬老志工、互助家庭長輩與照顧者，讓我們練習如何把別人的父母當成自己的父母，也學習幫助彼此（無血緣家人），串起很多善的連結。

另外，曹爸提到照顧者很辛苦，是非常需要被關懷，得知多位互助家庭的外籍看護，有來自印尼籍到福智僧團出家的法師，用固定時間並且用當地的語言，陪她們上讀書會，關懷之餘，也幫她們充實知識，並拓展她們的生活圈。

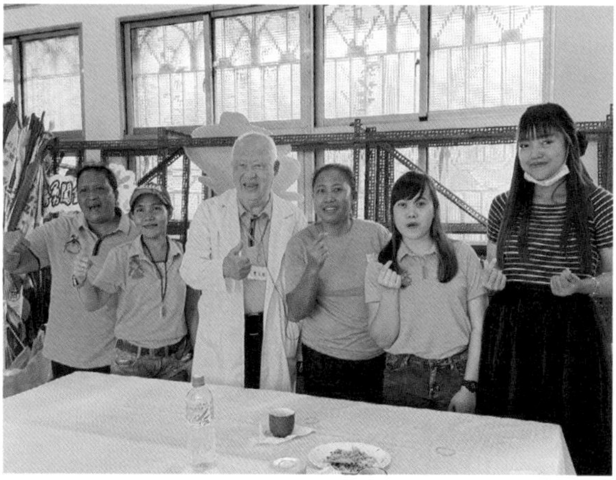

▲曹爸推動關懷外籍看護的工作與生活適應，右二是英娜。

英娜到新的僱主家之後，連結了她與其他的友伴們，一起歡喜學習，而且多結交了好朋友，看到她們在互助家庭活動的時候，從共學網友變成實體見面的朋友，那份他鄉遇故知的快樂，不可言喻。感恩曹爸帶領我們學習，如何關懷失智長輩與照顧者，讓他們能在互助家庭得到關愛與紓壓，過程中自己也增長觀察力、善巧、慈悲心，以及透過護持互助家庭，敬老志工的互動更加頻繁與綿密，遇到困難時更是能及時伸出援手，互相幫忙。

志工學習心得之四：張書煌（退休人員）

參與互助家庭改變想法，三代幸福共住

住在我們菩提新村的陳師姐，她有位高齡九十七歲的母親，我們都叫她——陳阿嬤，她每年會來女兒家住三個月。

我們麻園社區，隔週都會辦一次互助家庭。她女兒或孫子都會帶她去參加，陳阿嬤都很期待去參加，每次都很開心的回來。

有一次她女兒沒有空載她去，要我載她媽媽去互助家庭。她的女兒很有耐性的等媽媽洗完澡，吃完早餐，穿上漂亮的衣服，慢慢地走出來，再攙扶她上車。

在等待陳阿嬤的時候，她女兒告訴我，他們夫妻已決定留母親住在這裡終老，不再讓母親很辛苦的每三個月換一個子女住的地方，適應不同子女家的生活方式。聽到她女兒這樣說，我的內心非常高興的轉告鄰居，大家也都很替她們家高興。

陳阿嬤這十幾年來，每年都會來女兒家住三個月。陳阿嬤會一直抱怨女兒如何不孝，也一直會說東西被人偷走。

回想起來，這種現象和當年同村的王阿嬤精神狀況一模一樣，他們也會彼此述說，原來這些都是失智的現象。當時大家都不認識失智症被外相所騙，讓大家都忙得團團轉，家人也不和。

幸好有曹爸教我們認識失智，並且以互助家庭的方式，讓失智者能夠走出來，得到快樂，延緩失智，同時讓家人認識失智，知道如何照顧失智者。感恩曹爸教我們人生重要的這一課。

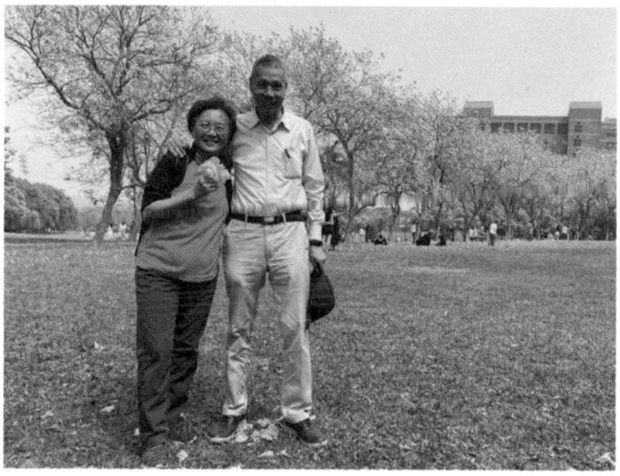

▲書煌師兄和佩琴師姐（「退休居士會」的會長），是福智園區成立的先鋒，承擔各項規劃工作。

■志工學習心得之五：羅曉瑩（原社工師，目前照顧年長的父親）

發現1+1大於2的價值，突破瓶頸安心喘息

二〇二三年，我第一次踏入互助家庭，帶著九十三歲的失智爸爸，別無所求，因為我就是想找到能與自己相同處境的人互相依慰。

漸漸地，互助家庭來的人愈來愈多，投入的義工也愈來愈多了，不知不覺，我們家的爸爸竟已變成鼎鼎大名的羅爺爺。

每一次互助家庭的聚會，爸爸從來就不想參加，因為他只希望我開著車載他去兜風，壓根兒他不想認識人，也記不住任何一個人。但我總在半哄半騙的情況下，將他載到聚會場所，然後只要有一位義工熱情地招呼他「羅爺爺！好久不見！」一立刻，他就會變成微笑天使，然後就乖乖下車了。接著，當我將爸爸交給義工，就可以安心喘息，因為會場裡的人，都會來向羅爺爺寒暄問候。

最令人感動的是，這個互助家庭團隊，不只在聚會的時候關懷著我與羅爺爺，在日常生活中，也開始注意到羅爺爺已逐漸衰老的事實。此外，長期照顧爸爸的我，又能否挺得住這段漫長的照顧歲月呢？

於是，在法師的指導下，籌組了一個羅爺爺照顧專案，大家先從陪伴羅爺爺散步開始。藉著陪伴，增加羅爺爺與人互動的機會，也在假手於他人的情況下，讓羅爺爺毫無婉拒的空間，然後就可以幫羅爺爺繼續維持他的運動肌力與腿力。

每一場陪伴都彌足珍貴，有一次，我們到福智教育園區散步，在志工的引導下，一群小二的小朋友們圍繞了過來。當時羅爺爺硬是不想走路，於是志工邀請小朋友們一起動腦筋，想想我們可以如何協助羅爺爺站起來？

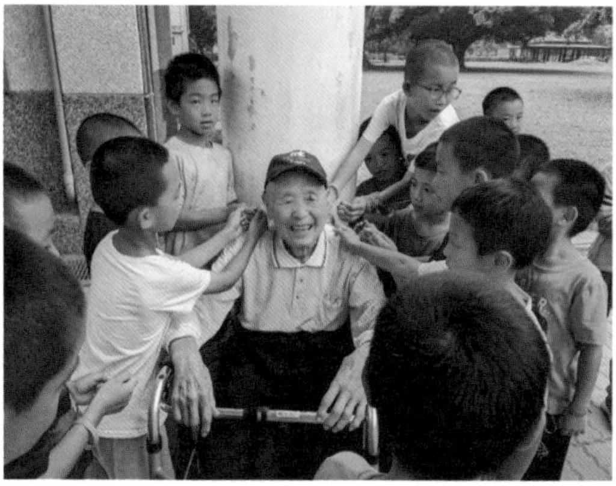

▲羅爺爺來到福智教育園區散步，當時羅爺爺硬是不想走路，於是義工邀請小朋友們一起動腦筋如何協助羅爺爺站起來。

一向對於可愛的小朋友總是無法抗拒的羅爺爺，在這個時候，就在一群孩子們又是攙、又是幫羅爺爺抬起助行器的情況之下，他開始一步一步走向遠處的風雨走廊。

一路上，羅爺爺還會不時關心著孩子們會不會太累？其實是羅爺爺自己累了，但孩子們總是回答「不——會——累！」。這樣的回答也讓羅爺爺只好繼續鼓勵著孩子們說：「好！那加油啊！一、二、三，嘿咻！」

在一聲聲的加油中，孩子們終於護送羅爺爺抵達了風雨走廊。但沒想到坐下之後，又紛紛開始幫羅爺爺按摩、搥背，種種的互動，都讓羅爺爺像是領受到皇帝一般的待遇，頓時，他開心地笑得合不攏嘴！

這一幕幕都烙印在我心底，久久感動不已！原來，照顧者可以不需要總是躲在陰暗的房間裡埋頭苦幹；照顧者可以大方地運用互助資源，讓長者的社會價值再次延伸，甚至還深植到孩子們心中，讓孩子傳承到這份來自長者的人性關懷，也看到生命從年少到年老的真實樣貌；照顧者更可以感受到得以親自照顧父親的這份殊榮。我忽然覺得，身為羅爺爺之女，自己好光榮啊！

但是，這一切又是怎麼發生的呢？沿著生命的軌跡往前尋找：原來，這所有的感動都源自於曹爸對互助家庭的發想。互助家庭要幫忙的不只是長輩，互助家庭要維持的，更是照顧者的正常生活。靠著一群人每兩週一次的聚會，我們要讓1+1的價值大於2，而這大於二的意義，正彌補著我永遠都無法企及的瓶頸，不只省力，也讓我在心底默默發願，有機會，一定要幫助與我有相同境遇的家庭。

感恩曹爸！感恩所有的志工，也感恩所有正面臨辛苦照顧的家庭們，正因為大家都勇敢走出來，才讓我們一群人可以創造出1+1大於2的價值！

四、將軍互助家庭開班：幸福推動的起點在於社區每個成員

文／許雪瓊
台灣心靈生態村協進會理事

二〇二四年三月三日將軍里舉辦黃花風鈴木及馬鈴薯節，我們邀請曹爸和互助家人前來，麻園互助家庭的烏克麗麗團隊也上台表演，為活動開始揭開快樂的序幕。

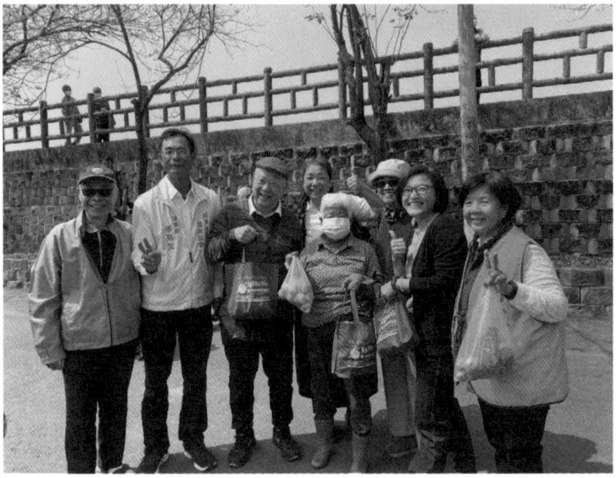

▲搬來將軍里 16 年，社區第一次舉辦活動，由張見堂理事長策劃，並邀請曹爸蒞臨參加，開啟了利益眾生的新篇章。

曹爸一上講台貴賓致詞時，他推崇將軍里是個好地方，並發願到這裡來幫助大家。七十七歲的高齡醫師，不忍失智照顧者的辛苦，他說：「每個失智者的家裡，都是重災區。」菩提新村的主委及夥伴們，都被曹爸忘我利他的精神所感召！

大家迎著發大願的曹爸時，他一一的告訴我們，如何進行成立互助家庭的順序步驟，我們雖然不知如何執行較恰當，但是有了曹爸細心的引導，以及法

師理念上的提策，在大家互相的策勵之下又惶恐又歡喜！

我們也發現到，這四年來，每月的環保志工打掃，我們跟將軍里的里民以歡喜心學習，進而互相幫助，尤其是社區理事長和總幹事，都是一起學習佛法的夥伴，加上溫磘宮的主委，更是一位年高德劭的長者，對曹爸發心來幫助里民的大勇悍心，給予很大的鼓勵和護持，並推崇曹爸為曹將軍。曹爸推動失智關懷、參與社區互助是里民們最大的福報！

非常感謝二〇二三年三月，才第一次上任的理事長，他有一個理想，首先想要透由溫磘宮的黃花風鈴木步道，來展現將軍社區的特色。他還說，因為社區內有一群非常熱心的志工，每月定期在社區內整理環境，因而想推廣將軍里美麗的黃花風鈴木與善良的傳統民風結合。於是在二〇二四年三月三日舉行黃花風鈴木暨有機馬鈴薯的活動，社區成員以此次成功活動列為將軍社區的榮耀，歷練這次成功的樂活體驗，也開始展開了幸福社區藍圖的願景。

大家有共識後，其次目標就是為眾多的里民聞聲救苦——這也是曹爸的願望，**並以社區的需要，分成兩個班，一個記憶保養班，另外一個是失智互助家庭**。我們的課程採取零預算，讓里民們自由捐款、用共同的力量完成，盡量不要造成社區的困擾。

因為曹爸的慈心威德，社區民眾的迴響非常熱烈，所有的設施皆積極配合，如無障礙空間，將輪椅推進教室的困難也克服了，上課用的桌椅或器材設備等等，都陸續的準備齊全，甚至是失智互助家庭教室沒有冷氣，也馬上安裝好。

理事長特別推崇社區有一群學佛的居民，因為非常樂意學習「互助共好」理念——即共老共病共終，進而促成慈濟醫院曹醫師團隊進駐社區，成立互助家庭記憶保養班，致力長者失智防護及照顧。歷經幾次的活動讓村民大大感受到曹爸對於村內長者的溫情關懷，並對失智者家屬深深的愛心關切，獲得眾多居民的感動，並願意投入志工的參與，因此越來越多的里民願意走出來參加互助家庭的敬老義工，體會到原來幸福推動的起點就是在社區每個成員的手中。

我們將軍里互助家庭同樣採取嘉義溪口互

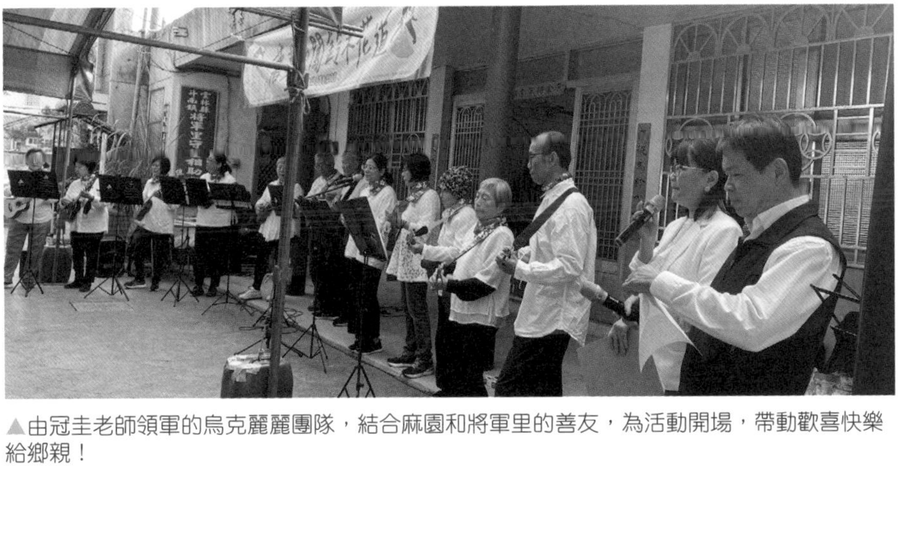

▲由冠圭老師領軍的烏克麗麗團隊，結合麻園和將軍里的善友，為活動開場，帶動歡喜快樂給鄉親！

助家庭模式一家一菜，不論敬老志工或參加的長者，都自帶一份菜餚來分享，當地的有些商家也主動的提供餐點，所以午餐就像溪口互助家庭或麻園互助家庭一樣的豐富。根據將軍里互助家庭目前的報到記錄顯示，失智互助家庭的長輩有十位，記憶保養班的長輩也有十多位，年紀都在八十多到九十多歲。

村裡有一位老里長的兒子，他是做雞蛋行銷的，因為媽媽九十二歲就帶過來上課，主動要煮一百顆蛋給大家享用，曹爸對著他說：「你把土雞蛋帶過來，讓長輩可以動起手來裝盒。」他說好，竟然一次載了五百顆土雞蛋送到互助家庭分享，老人家心生歡喜將一顆顆的土雞蛋小心翼翼裝到盒子裡，當寶貝一樣的帶回家。

老人家手拿雞蛋的專注和呵護雞蛋的精神，形成一幅很美的畫面，連眷屬和義工的心也活化了！曹爸發揮的大智慧，鼓勵真誠付出，循環善與愛，不但讓現場的父母感受到那份榮耀，更是激活村民的慈善之心。

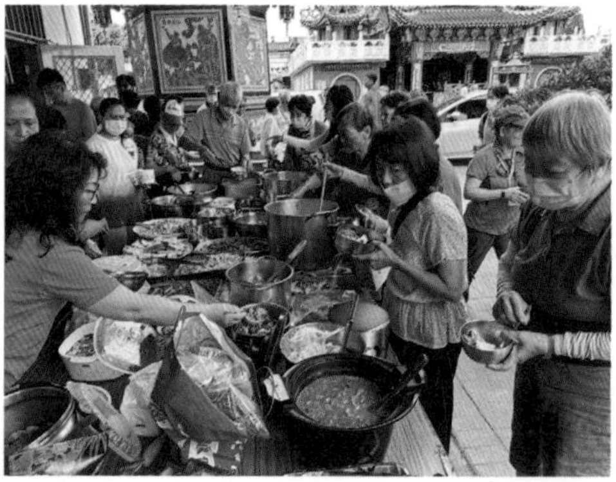

▲午餐的盛況以溪口互助家庭的傳承，自助零預算，志工和學員都各自帶菜，加上附近商家主動固定送菜，每次午餐都非常豐盛，採取一家一菜是最佳互助方式。

另外有一位八十八歲的毅爸，兩年前就中度失智了，有一次帶他去曹爸的門診掛號，曹爸看診之後，說他一年來病情都保持得很不錯，進一步了解原來是兒子孫子和朋友們，常帶著毅爸出去與人互動，還有斗南的師兄姐也常帶幾個孫子，去看他還陪他玩，並且參加福智斗南教室的課程。

記得第一次我們到溪口互助家庭，重度失智毅爸的臉是僵硬的，曹爸和大家逗著他，一起唱歌跳舞，他竟然就笑出來了，那是一個很大的進步！後來他看到我們，就會跟我們又唱又跳，而且可以互動談話，我們笑得很開心的時候，他也會跟著笑起來！

住在斗南的毅爸也由兒子載到將軍互助家庭。有一天上課時，他第一次唱歌了，而且連續兩首都跟著上來，對一位重度失智長者而言，這又是一個很大的突破！我們感動的是看到了長者破除了禁錮的快樂，也看到曹爸總是樂於付出的醫者心！

記憶保養班的課程，就更有趣了！因為都是住在同一個社區，他們互相認識了一輩子，長者報到後，敬老義工們就先奉茶陪他們聊天，問他們有沒有跟家人同住、有多少兒女、年輕時做什麼工作等等來勾起他們的記憶。除了知道長者的生命故事外，也讓他們有機會說話，活絡腦細胞。每位長者把自己幾十年往事一攤開，都像昨天剛發生的事記憶猶新，我們這些敬老志工也都聽得津津有味。

敬老志工們盡量讓長者彼此多互動，連結他們曾經有的共同記憶。曹爸就請理事長找出幾十年前的老照片，理事長拜訪多年前的老里長家，找出了以前在溫磘宮的照片，這些八、九十歲的長者們，紛紛的從照片裡頭回顧到以前的老故事！看似很簡單的事，如果沒有這樣子的機緣，他們也很少相見聊天的，更無法做這些美好的回憶！

除此之外，志工們還帶長者唱老歌，譬如感謝天感謝地、高山青等。有次一位阿公手拿搖鈴，跟著音樂打拍子，音準十足，「阿公，您拍子很準喔！」阿公臉色滿是驕傲地回答：「現在老了！年輕的時候，才不只是這樣啦！」每位長者在唱老歌時，開心地跟著音樂搖擺，每個人都笑開懷。

學生時代有部電影叫做《上帝也瘋狂》將軍里的記憶保養班，自開始以來，婆婆媽媽們幾十年來應該也沒有這樣唱唱跳跳，看到他們這樣開心地手舞足蹈，心情完全解放，能讓長者如此歡樂，真是非常好的療癒。

當長者的心真的放鬆，排除不自在，不自然，

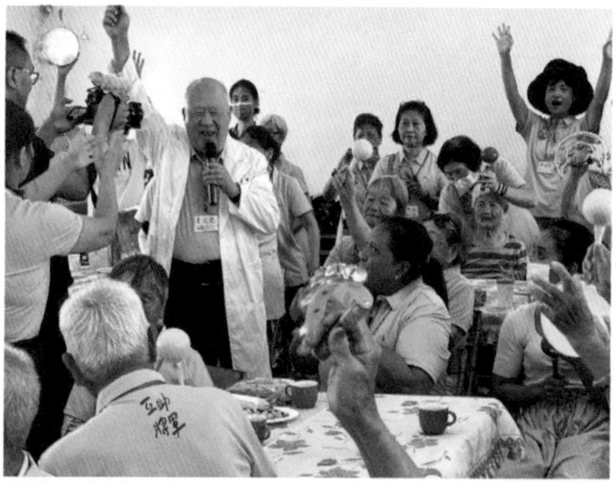

▲將軍互助課程多元，記憶保養練歌詞，長者在活潑的氣氛下忘我高歌，擺動手上的樂器！

經由帶動者的努力，不由自主的融入氛圍，在長者享受到這種快樂，他可以感受到的是被尊重、被關懷，不但一般的老人需要這個關心，尤其對年紀漸漸失憶，甚至失智的人，這是一個很好的方法，進入他的內心！

又有一次活動當天一大早下大雨，又聽說村子有招待長者外出旅遊的活動，志工們以為不會有太多長者來，結果當雨量變小一點時，就有外籍看護帶著長者，撐著傘漫步走來、也有家人送來的、更有自己騎電動車來的，還有一位八十多歲的老婦人，自己坐公車折騰了近二小時來到會場。每兩週的聚會皆可感受到長者們，對這個活動的盼望與喜悅！

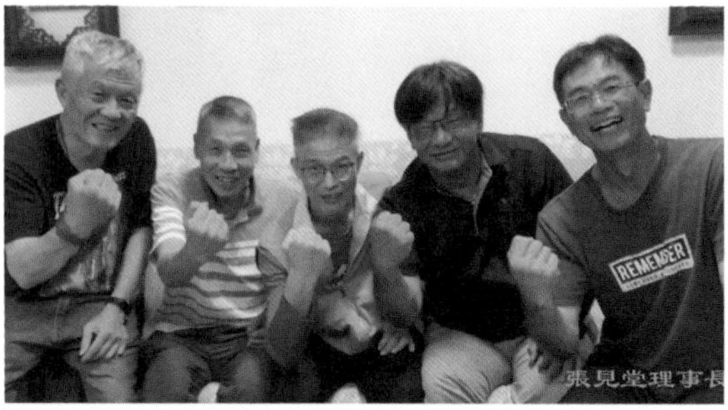

▲張見堂理事長帶領將軍互助家庭的「將軍」們，發願承辦失智友善社區。由左而右王士良、張書煌、陳鴻輝、陳振裕、張見堂。

將軍里社區發展協會張見堂理事長念念不忘曹爸的託付，未來將以服務社區為使命，期許大家有志一同，攜手共同營造一個幸福將軍社區的心願。張見堂理事長說：「在法師以及曹爸的帶領下，協同村民打造出一個互助共好共生的幸福社區，也是失智友善社區，這個願力將永續不停！」

將軍里已經開了兩個班，如何帶領志工走入重災區，去解開那個結？曹爸聞聲救苦的心願，無時無刻的在心中蘊釀著。

志工培訓課程安排在晚上時段，筱筑組長開車帶著曹爸來到了將軍里的溫磘宮，當我迎接曹爸下車時，看到他疲憊轉身的那一剎那，讓我覺得很對不起他，再迎向他發亮的眼神，又再度讀取了他的願力！一個年近八十的長者，從早上陪伴一群失智長者及家屬，又唱又跳，熟稔的走入每個人的心坎裡！還一面觀察評估要如何培訓志工。下午門診，又是病患和照顧者的求助，曹爸一一專注聆聽，再給予模擬場景中，最容易的下手處！

今晚他教我們AD8檢測，加上筱筑組長清晰解說，現場每位的學習受用很多，欲

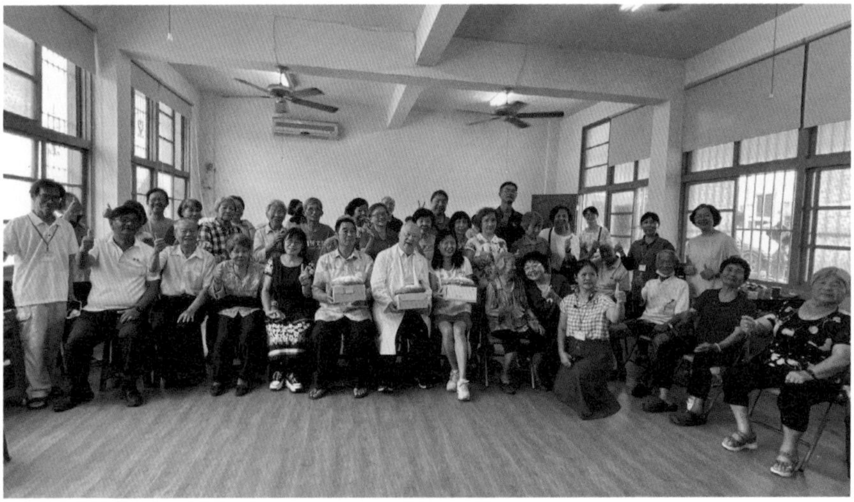

▲將軍里的互助家庭在 2024 年 4 月 15 日正式開辦。

罷不能！看著曹爸常常不由自主的揉腰，我們都知道，從早上撐到現在，他原有的腰痛是多麼的艱難……。曹爸投注尋聲救苦的那顆心，純潔無償，慈悲的力量，是那樣的撼動我們的心！

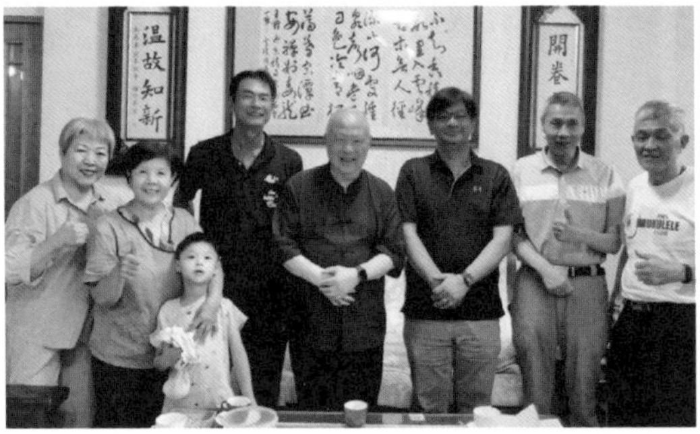

▲在曹爸的帶領下每一位村民都歡歡喜喜朝一個共同目標前進。

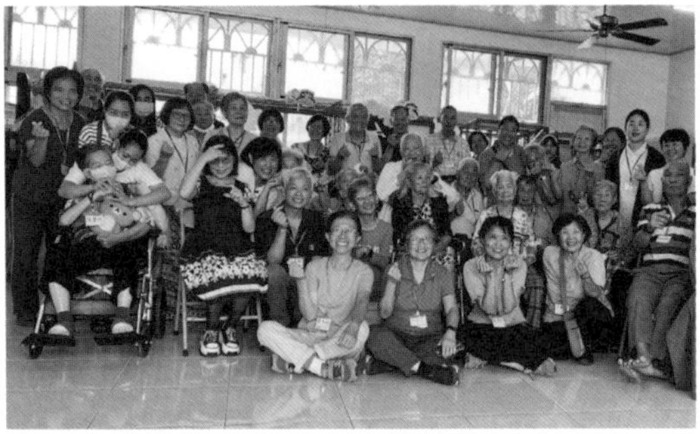

▲記憶保養班因應社區的需求也同時成立了。

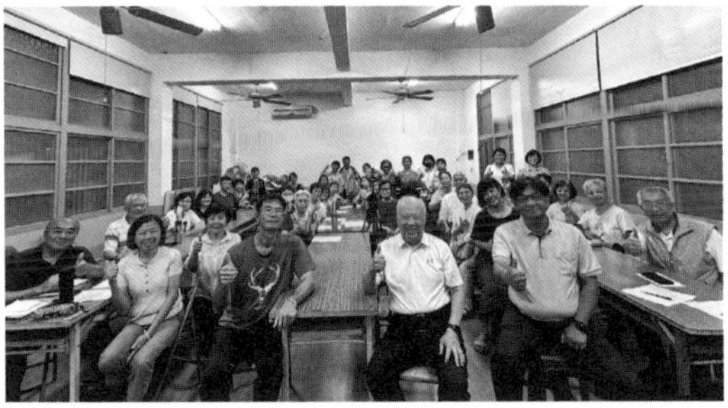

▲曹爸馬不停蹄，到溪口互助家庭的關懷老人家，再到大林慈濟醫院仔細看診，接著又趕來將軍里為義工們培訓。

■志工學習心得之六：陳天賜（批發商）

與失智者互動問答，可提升親情及保養腦力

記得五月十三日星期一上午，第一次，帶九十二歲阿母去參加將軍互助家庭關懷失智長者的課程。

那天，也是第一次認識曹爸，我聆聽他的教誨：如何關懷失智長者、照顧長者及記憶保養，因為跟我一樣五年級的壯年期，都要面對雙親長者失智的現實問題。

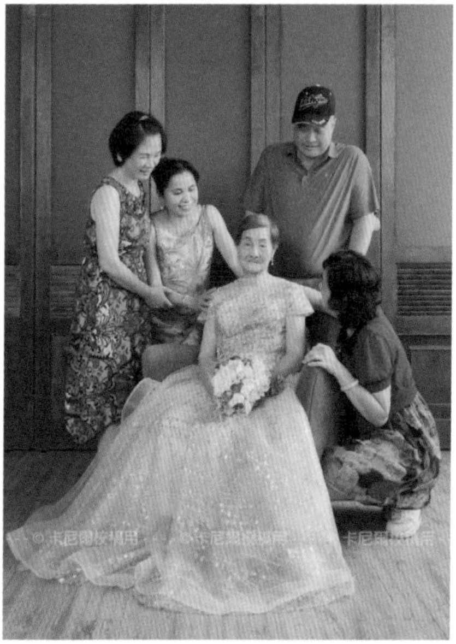

▲天賜兄聽了曹爸的話經常會跟阿母聊天，這天特別讓阿母穿上新娘服高高興興的和家人拍照。

曹爸說，你要常跟長者交談，甚至故意問長者一些問題，刺激長者的腦力，讓長者去想，然後表達出來。所以，回家後我一有機會，便會跟阿母聊天，也藉著一些簡單的問題，問問阿母，來刺激他的腦力保養記憶。

值得欣慰的是，後來九十二歲的阿母，經過幾次的考試，終於考一百分。**這就證明：記憶真的要保養。**

我真的很幸運能認識曹爸，也很感謝曹爸。我和阿母的感情，也拉進許多。更鞭策自己，有時間要多陪陪阿母。網路有流傳一句話：清明掃墓，大家都可以排出時間去掃墓，然而，就是擠不出時間來陪陪還活在這個世上的父母親，很令人感嘆！

這一、二個月來，我深深體會到，也領悟到：有錢要做什麼？除了保持健康之餘，其實，更要多多作公益，多多關懷長者及弱勢團體者。只有如此，你才會感到生活很充實。

志工學習心得之七：吳宏慶（退休警官）

看到在地長者開心的笑容，跟著做就對了

在一個偶然的機會，與張理事長相遇，我和太太盛讚他舉辦了黃花風鈴木的活動，讓整個將軍社區都活絡起來，將軍里變得很有活力，很有朝氣。我們都知道要辦一個活動是需要聚集多少人的心力才能成功，理事長客氣的說還有很多需要改進的地方，

並熱心的向我們介紹將軍里和溫磘宮的故事，以及社區發展協會目前正在進行的工作項目，讓我對這個社區有更進一步的認識，在這個居住了將近三十年的地方，我卻對這個社區一點都不了解，於是在理事長的邀約下，加入了將軍里互助家庭的志工行列。

第一次參加將軍互助家庭的活動時對曹醫師並不熟悉，只知道他是一個長期推動失智症照顧及治療失智症患者的權威醫師。第一印象是「這個年近八十的醫師，讓人感覺溫暖，他為什麼這麼有活力，還要親自到斗南鄉下這個地方來為長者服務？」

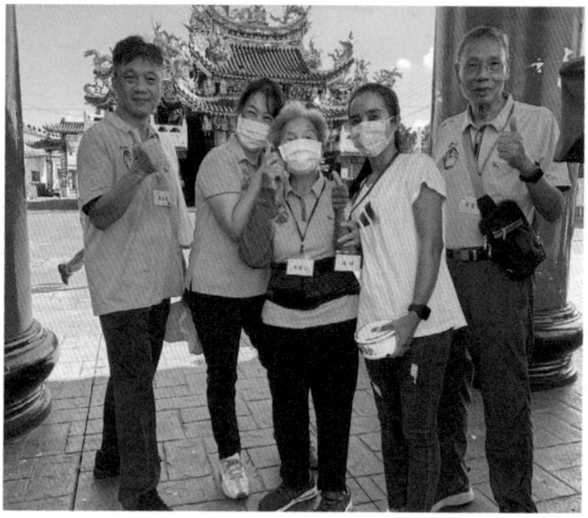

▲宏慶兄是在地的居民，退休後和太太張美珠（緊跟在旁邊）幾乎每場活動都來當志工。

一戶一菜的活動，菜色豐富，互助家庭及記憶保養班，熱情的照顧在地的長者。福智師兄姐的行動力更讓人敬佩。短短一個上午的活動，我看到在地長者開心的笑容，收穫滿滿。

從警三十五年，南來北往，經常在外地工作，看過很多社會各層面，獨居老人的關懷、失智長者的照顧，曹爸的善行感動了我們，跟著做就對了。

■志工學習心得之八：張淑芬（生機廚房餐廳業主）

喚醒愛家愛鄉的心——記憶保養班友善發光發熱

當我看到將軍里溫磘宮廣場，一群彩齡的老耆在曹爸的影響下，歡喜快樂地彈奏著烏克麗麗的影片，喚醒了我那顆吾愛吾鄉的心，這群成員從古坑厤園互助家庭，走到斗南將軍里互助家庭的快樂長者，散播出愛的種子，慢慢地萌芽影響周遭的村民，而這裡就是我的家鄉。

五月二十七日帶著前一晚烘焙好的紅豆麵包，來到了將軍互助家庭的基地，已經有好多相識師兄姐在現場幫忙報到、奉茶、帶領及撐傘（當時下了大雨），每位志工都在他自己的崗位用心的服務。

從記憶保養班開始，這是個有趣的相見歡場景，幾十年的街坊老鄰居，已經很久未見面了，拉著手寒暄問候喝茶，滔滔不絕的聲浪漸漸加高！老照片的回顧，帶領大家走入璀燦的時光燧道，一個個發亮的眼神，回到了那個年輕的時光，互相指出照片中共同的回憶！再來的老歌帶動唱，讓每個參與者，不管是長輩還是志工者，都感染滿滿的關懷和動能；那些沉默安靜的長輩，都有很大的反應及回饋。

接下來就是準備用餐，一盤接一盤的食品擺滿了兩張大長桌，還有社區裡賣早餐的老闆冒者大雨，送來的飯糰；附近居民提來的豆花、肉羹⋯，像極了一個庄內的盛事，全里總動員。

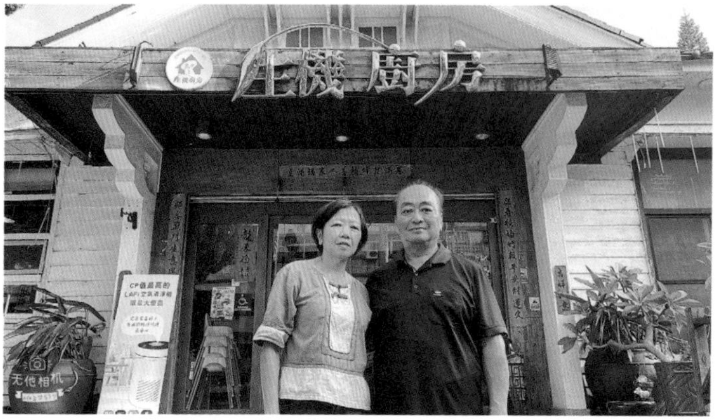

▲淑芬姐和吳先生經營的生機廚房，是個有理念和理想，又有健康產品和好食物的全方位好地方，更可貴的是，她是將軍里的女兒！

準備用餐時，我被邀請到曹爸用餐區，因為曹爸趕行程，所以要邊用餐邊討論當天的活動狀況。

曹爸及其團隊夥伴，一一說明當日的諮詢評估案例供大家學習，還不斷的詢問記憶保養班以及互助家庭的活動狀況及回饋，每一次的問答都是一次的學習，都可以感受到曹爸愛的傳遞。

在參與活動之前就看過大愛台《你好，我是誰？》的電視劇，因為我的父親也是晚年失智的患者，想藉著影片來了解以往對失智症的無知以及所犯的過錯。雖然老爸已經不在，但也總想對自己當年的無知向老爸致歉；也向照顧老爸十年的大弟、大弟媳致意。

從電視劇上到真正近距離認識曹爸，有很大的不同，整個團隊有愛有力，一位專業有德的醫師為了聞聲救苦，帶著團隊從醫院來到一個個的社區，並與法師帶著一群彩齡有心人，從一個人、一個家庭凝聚起一個共好的社群，每位身在共好的互助家庭成員，都希望能在有生有用之年發光，一起照亮他人。

志工學習心得之九：許雪瓊（國際心靈生態村協進會理事）

每天生活在互助共好的社區，全村像是失散多年的家人

將軍里互助家庭的人文價值是來自於社區推廣互助共好的生活，不但是曹汶龍醫師關愛失智者與照顧者的實踐，對我個人及鄉民的學習都有很大的助益。

我們夫妻倆人的黃昏散步，已經從堤防的走道改成在村裡繞行，一個個日漸熟悉的身影出現在我們的眼前，彼此之間像是重逢的家人互相問候關心。散步也逐漸將街坊鄰居的範圍變大了！

我們出去散步時，第一個路過的就是葡萄奶奶家，他的二媳婦幾天前跌跤，隔幾天眼睛和臉頰的消腫進步很多了。葡萄奶奶跟我說，我帶你去我的侄兒家，上次我們坐車的時候，就經過他的家，有指給妳看過的。

我們一一繞過右邊大埕口的陳大哥家，也經過見堂理事長的家，看到理事長的爸爸剛剛從農地回來，八十二歲了，一點都不顯老，我們彼此親切的問候之後，再繼續往前走到了大馬路，看到八十三歲的彩蓮師姐，她主動的揮手向我們打招呼，我們就走過去友善向她問好。

後來繞著村子後面走了一圈，竟然走到陳大哥的家外面，我們就進去探訪陳奶奶，和奶奶聊天，並且見到了陳大哥，看到他照顧母親的細心，就像他發到群組與母親的對話，看到他每天的日常生活，點點滴滴都很熟悉！

散步在村中的路上，遇到的這些長輩們，就好像找到失散多年的家人般，只見了幾次面，又是第一次到他家，自己居然覺得很親切很熟悉，彷彿回到自己的娘家一樣！

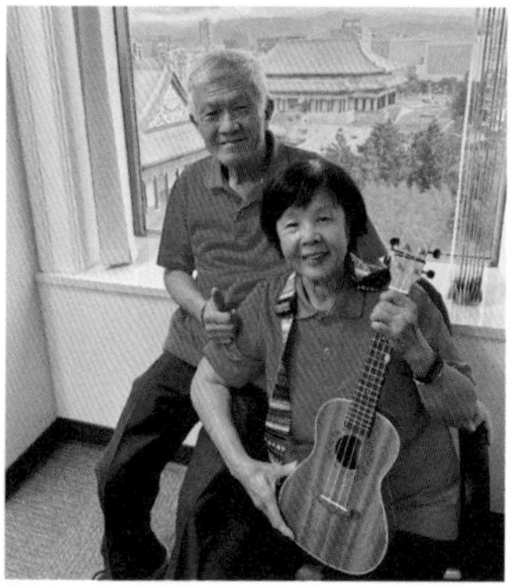

▲雪瓊和士良退休後，響應心靈生態村的理念，投入和麻園村民學習，有感於自己住在將軍里，更要努力和鄰居家人們形成互助共好。

志工學習心得之十：劉惠如（照服員）

哪裡有災區，哪裡就是我可以激勵慈悲心的地方

很感謝曹爸！在工作坊最後的一段話：篩檢量表是為了篩出一個個需要被幫助的家庭，再想辦法走入家裡解開那個結，因為「每個失智者的家裡，都是重災區。」這才是真正走入社區的真正目的，這樣才有機會讓失智長者有尊嚴的在熟悉的家裡度晚年。曹爸一再提醒我們，只有真正走入災區才能激發出慈悲心，我也快被激發出慈悲心了，我們會繼續一起走在災區，一起激發更多人的慈悲心。

很感謝曹爸和團隊送給我們的這張篩檢量表，透過大家思考討論，頓時感受這張表是可以很有溫度，充滿了慈悲的力量。我可以站在別人的具體經驗，揣摩設計者的心意，相信怎麼問法，也是學習的過程。它不是最大的困難，最重要的是，我能否真的很想知道哪裡有災區，哪裡就是我可以激勵慈悲心的地方。

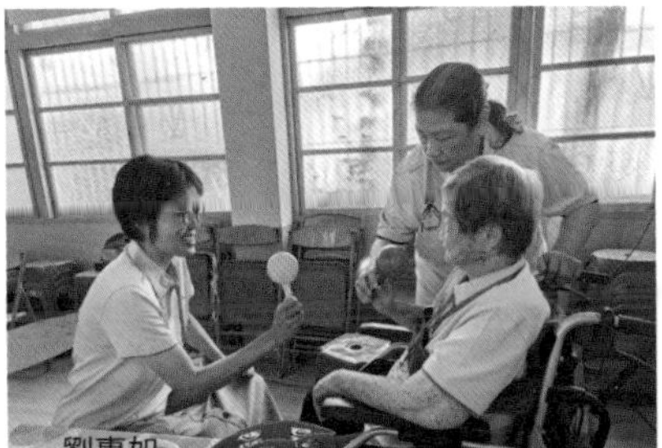

▲惠如老師是福智國小的老師，相應真如老師的敬老教授，轉換跑道成照服員，她對個案的服務精神，令她積極的參加失智的培訓課程。

五、感謝曹爸協助「共好共老社區」，提升互助及培養慈悲心

文／許雪瓊
台灣心靈生態村協進會理事

我們從廣論研討班的教室，投入福智教育園區的學習，再走入社區時，向更多人學習的機會也增廣了！

我體會到，從服務社區的過程，來培養我們的慈悲心，不管做什麼事情，不論在哪個營隊，或者在教育園區，我們都以歷事練心的精神去努力。那麼目前在互助家庭的學習，也就是將歷事練心的實修，從法會營隊搬到社區去練習。面對失智境界，更容易看到自己會生氣、會不高興。在社區即道場的實修中我們和夥伴們一起在練習面對境界的這個覺察能力。所以我們只是把場地，從教育園區及法會營隊，搬到社區活動中心，再搬到將軍里的宮廟。

從另一個角度來看，是我們去救渡失智者嗎？去幫助照顧者嗎？其實我們的能力確實很有限，真正的是透過這些需要幫助的照顧者，培養我們的慈悲心，這個才是真正主要的動力！

這也是真如老師當年在「敬老」開示中的一個很重要的概念，就是把別人的父母

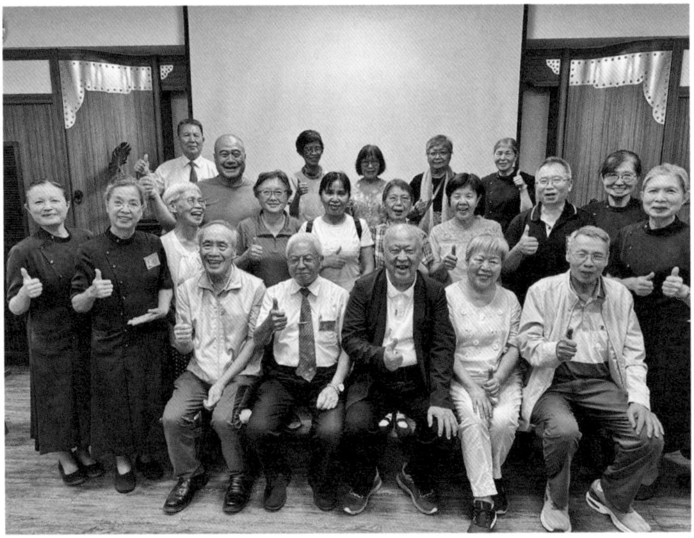

▲ 2024 年 9 月 7 日舉辦「憶起愛」音樂會後，曹爸和將軍里互助家庭的志工們合影。

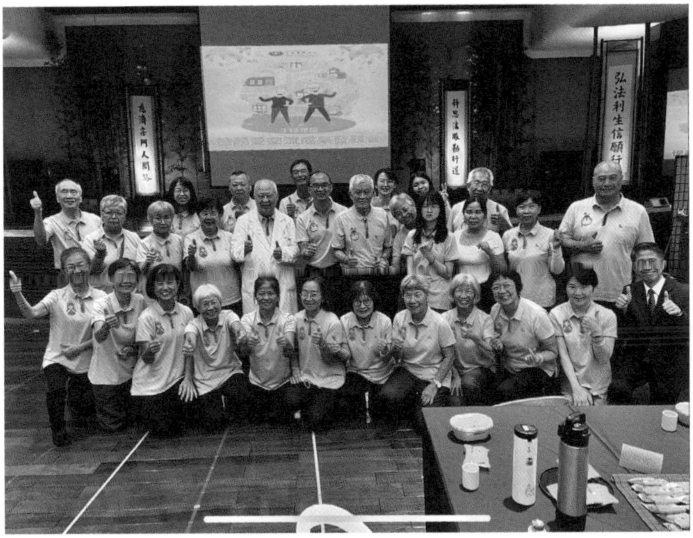

▲ 2024 年 6 月 1 日曹爸在慈濟斗南聯絡處，為大家講失智者的照顧，下課後，曹爸為我們引薦連絡處的委員等，受到熱忱的招待並一起合影。

當成自己的父母，成為無血緣的大家庭！其實曹爸的醫療團隊和他的教練團，就有這個能力呀！

像冰華姐、棟樑兄等等這些曹爸的大志工們，都是我們最好的教練啊！他們一直陪伴著我們，不管是從麻園互助家庭，還有將軍里的互助家庭，未來還有在新北市新店的互助家庭等，他們來到社區幫助我們的方式，都在示範，如何把別人的父母當作自己的父母來照顧！

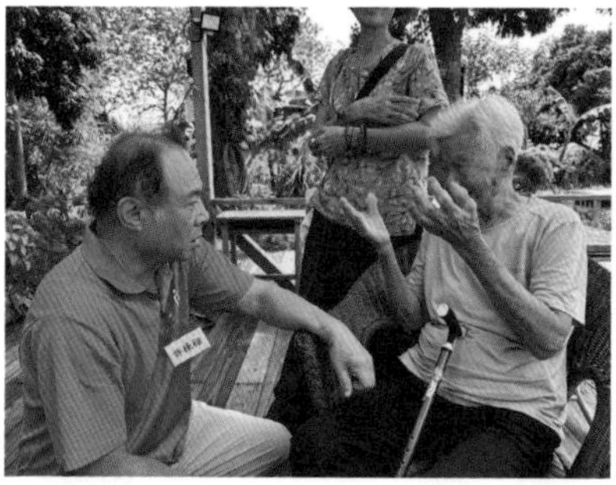

▲棟樑哥是照顧者的教練，教練們是在照顧家人後，持續回來照顧其他的個案，曹爸也特別請他們到將軍互助幫助我們。

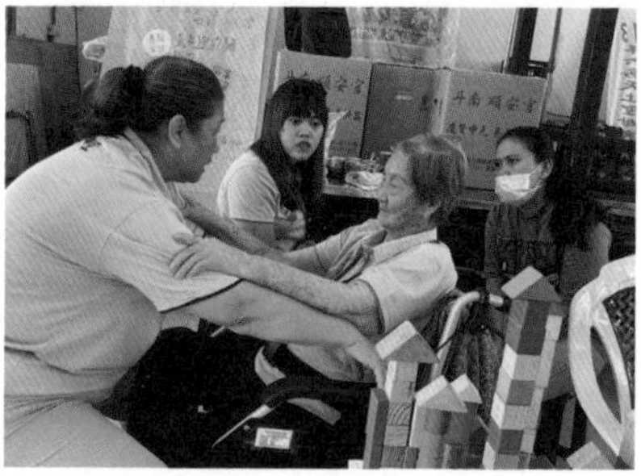

▲冰華姐是我們的大教練，在溪口互助家庭承擔重任，很用心的在將軍里陪伴和教導我們！

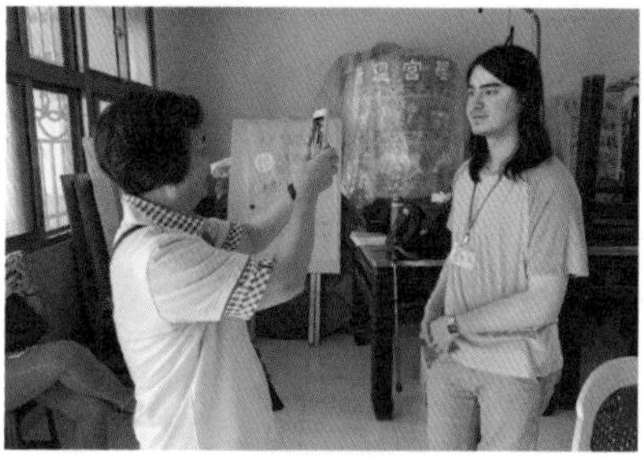

▲看到月貞姐如何關懷年青的義工嗎？教練們的功夫就是高超呀！

因此，我看到了自己學到的只是文字，而他們才是真正的實踐者。這才是他們很令人佩服的地方，能把別人的父母當作自己的父母，最後我們才能真正成為無血緣的家人，共老共病共終。

原來真如老師說過，這將會是未來的新社會模式，就是老老照顧，解決社會這個老化的問題，就從現在開始練習！

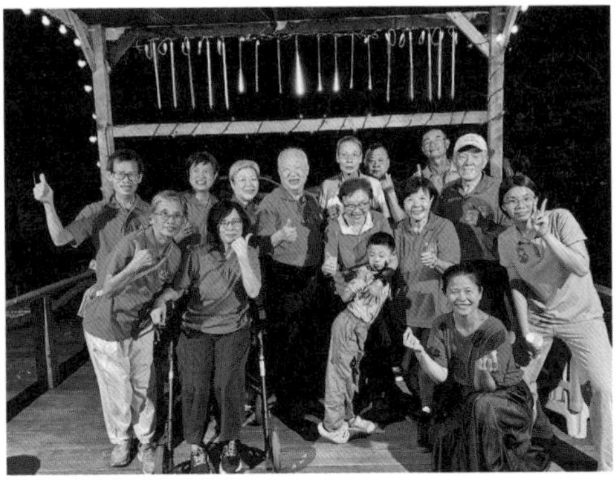

▲2024 年 9 月 18 日溪口互助的「憶起回家」晚會，將軍里的志工多人出席了盛會，我們一起回家了！

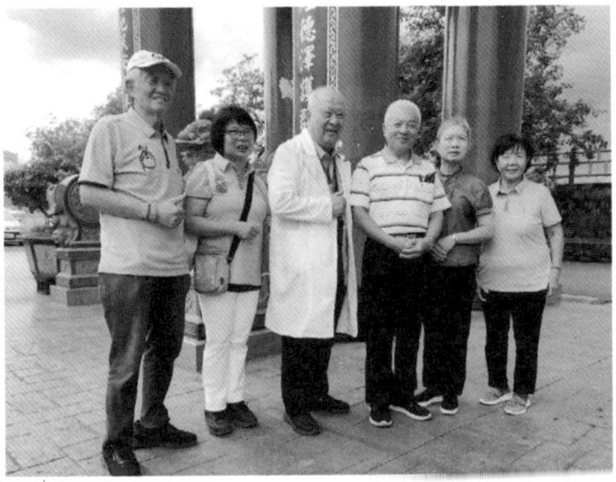

▲月津護理師（左二）緊跟著曹爸做隨堂記錄。余天助慈濟委員（右三）帶了百份花生豆腐來關懷。

悅讀健康系列 HD3175X

超越認知障礙 曹爸有方【暢銷增訂版】

保有快樂記憶、忘得輕安自在，有尊嚴安老終老

作　　　者　曹汶龍
選　書　人　林小鈴
主　　　編　陳玉春
文字整理　吳燕萍
協力統籌　王筱筑

行銷經理　王維君
業務經理　羅越華
總　編　輯　林小鈴
發　行　人　何飛鵬

出　　　版　原水文化
115臺北市南港區昆陽街16號4樓
電話：（02）2500-7008　傳真：（02）2502-7579
網址：http://citeh2o.pixnet.net/blog　E-mail：H2O@cite.com.tw
發　　　行　英屬蓋曼群島商家庭傳媒股份有限公司城邦分公司
115台北市南港區昆陽街16號8樓
書虫客服服務專線：02-25007718；25007719
24小時傳真專線：02-25001990；25001991
服務時間：週一至週五9:30～12:00；13:30～17:00
讀者服務信箱E-mail：service@readingclub.com.tw
劃撥帳號　19863813；戶名：書虫股份有限公司
香港發行　香港九龍土瓜灣土瓜灣道86號順聯工業大廈6樓A室
電話：852-25086231　傳真：852-25789337
電郵：hkcite@biznetvigator.com
馬新發行　城邦（馬新）出版集團 Cite (M) Sdn Bhd 41, Jalan Radin Anum, Bandar Baru Sri Petaling, 57000 Kuala Lumpur, Malaysia.
電話：(603)90563833　傳真：(603)90576622　電郵：services@cite.my

美術設計＆排版／張曉珍、鄭堉堉
攝　　影／徐榕志（子宇影像有限公司）
插　　畫／林敬庭
製版印刷／科億資訊科技有限公司
初　　版／2022年5月5日
二　　版／2024年11月19日
定　　價／500元
ISBN：978-626-7521-16-8(平裝)
ISBN：978-626-7521-17-5 (EPUB)

國家圖書館出版品預行編目資料

超越認知障礙 曹爸有方：保有快樂記憶、忘得輕安自在,有尊嚴安老終老【暢銷增訂版】/曹汶龍著. -- 二版. -- 臺北市：原水文化出版：英屬蓋曼群島商家庭傳媒股份有限公司城邦分公司發行, 2024.11
面；　公分. --（悅讀健康系列；HD3175X）
ISBN 978-626-7521-16-8（平裝）

1.CST: 失智症 2.CST: 健康照護

415.934　　113014264